人氣醫師 **彭溫雅** 的

養胃護腸 祕方

彭溫雅———著

CONTENTS

第 二 篇

調理腸胃健康的祕方

CONTENTS

第 三 篇

常見胃腸症狀的因應策略

CONTENTS

腸胃健康自我檢測表

　　如果這些部位出現異常，都要想到腸胃可能出了狀況！用九大分類自我檢測，符合任何一個類別的細項得1分，總分為9分：

 0～3分　表示健康

 4～6分　表示有初期腸胃疾病，要開始進行飲食及生活作息的調理

 7～9分　表示有腸胃問題，建議進一步追蹤檢查

一、舌部檢測

- [ ] 舌頭無苔或太厚
- [ ] 舌頭偏紅色或帶紫色
- [ ] 舌苔分布位置不均
- [ ] 舌苔厚重像豆腐渣
- [ ] 舌苔黏膩刮不掉
- [ ] 舌苔呈紅色、褐色或焦糖色
- [ ] 舌苔呈黃色或黃色膩苔
- [ ] 舌苔呈白色，摸起來乾燥
- [ ] 舌苔呈白色，摸起來濕潤
- [ ] 舌苔或舌頭呈青色
- [ ] 舌頭呈黑色
- [ ] 講話大舌頭
- [ ] 舌頭旁有齒痕
- [ ] 舌頭活動不靈活或發抖、無力
- [ ] 舌頭痛

二、口味檢測

- [ ] 口臭
- [ ] 口苦
- [ ] 口酸
- [ ] 口內有甜味

三、胃部檢測

- [ ] 胃痛（潰瘍）
- [ ] 腹痛
- [ ] 腹瀉
- [ ] 消化不良
- [ ] 反胃
- [ ] 嘔吐
- [ ] 噎膈
- [ ] 腸鳴
- [ ] 脹氣
- [ ] 火燒心

四、排便檢測

- □ 連環屁
- □ 臭屁
- □ 打嗝
- □ 排臭便
- □ 排羊咩咩便
- □ 排軟便或不成形便
- □ 不便不爽
- □ 便祕

五、腳部檢測

- □ 腳底顏色變紅
- □ 腳底顏色蠟黃

六、手部檢測

- □ 手掌溫度偏高或偏低
- □ 手掌發青、發黃
- □ 手掌或手指有青筋
- □ 手乾燥無光澤
- □ 手汗多
- □ 手指指腹內凹乾扁
- □ 手指指腹回彈慢或無力回彈
- □ 指甲月牙太大
- □ 指甲月牙少於兩個
- □ 指甲顏色非淡粉紅色
- □ 甲面有縱紋或橫紋、白點
- □ 指甲脆、軟、易斷
- □ 手掌智慧線過長
- □ 手掌感情線過長
- □ 手掌第二掌骨摸起來刺刺禿禿

七、臉部檢測

- ☐ 臉上冒痘
- ☐ 眼白變黃
- ☐ 臉色蠟黃
- ☐ 臉色發白

八、皮膚檢測

- ☐ 過敏
- ☐ 皮膚搔癢、紅腫
- ☐ 皮膚差
- ☐ 皮膚突然變紅
- ☐ 胸前長痘

九、整體檢測

- ☐ 下背痛
- ☐ 耳內嗡嗡叫
- ☐ 耳鳴
- ☐ 耳聾
- ☐ 骨鬆
- ☐ 新陳代謝差
- ☐ 肥胖
- ☐ 失眠
- ☐ 頭昏眼花
- ☐ 各種失血
- ☐ 婦女病
- ☐ 睡覺流口水
- ☐ 刷牙想吐

第一篇

判斷腸胃狀況
的祕方

1 腸胃是人體的 第二大腦

　　根據衛生福利部國民健康署的統計，台灣一年因為腸胃疾病就醫的人高達470萬人，其中26％左右屬於「功能性腸胃障礙」，即經常會有上腹部疼痛、噁心、胃部脹氣或灼熱的感覺，但是所有的西醫檢查項目卻都是正常的！

　　這樣的情況，大約每四個人就有一個，國人一年吃掉的胃藥超過22億顆，堆疊起來超過六千座台北101大樓，實在非常驚人！台灣人的胃，到底出了什麼問題呢？

　　有一個廣告說「腸胃好人不老」，的確，科學家發現腸胃道等消化系統，是我們人體所有的器官中，唯一一個發展出獨立神經系統的器官，所以有「人體第二個大腦」之稱，而這些神經系統透過迷走神經，影響著身體的健康，有八成已知的疾病都跟腸道有關。

　　腸道內有10兆到100兆的細菌，其實這些細菌在我們

出生時並不存在，是因為日常飲食、生活習慣等因素而逐漸產生，好菌可以幫助對抗病毒入侵，而壞菌則會致病。人體有七成的免疫細胞都在腸道，腸道的狀態直接或間接地影響了身體的免疫系統，進一步影響了新陳代謝，許多疾病如糖尿病、心血管疾病、異位性皮膚炎、氣喘、自體免疫疾病、帕金森氏症、自閉症、憂鬱症、陰道炎、乳癌等等，現代研究都發現與腸道不健康有關。

不是只有胃痛或拉肚子，
才代表腸胃出狀況！

金元時期的名醫「金元四大家之一」李東垣，在《脾胃論》裡寫到「內傷脾胃，乃傷其氣」，因為脾胃虛弱導致氣血不足、飲食中的水穀營養無法運化到全身，導致免疫力下降而百病生。

在中醫理論中，「脾主運化」，脾不單單指脾臟這個器官，還包括整個消化吸收系統，食物從嘴巴進入後，經過胃的初步消化，交由脾將水穀運化為身體所需的氣、血及津液，再運送至全身。所以中醫說「脾為後天之本」，氣血充足，才能滋養五臟，五臟失養，要如何健康？因此，想活出

生命力，就要依靠脾的活躍。

而脾與胃互為表裡，脾主運化，胃主受納，清朝醫書《臨證指南醫案》提到「脾宜升則健，胃宜降則和」，脾胃功能健全時，身體氣血的升降循環自然順暢，如果脾胃的運化功能出問題，就會出現腹痛、腹瀉等症狀。

另外，脾還負責將水液送至腎臟及膀胱，化為尿液排出體外，當體內濕氣過重，廢物無法排除時，就會累積在體內，導致更嚴重的問題。現代文明病如三高、血栓、發炎、四肢無力、大便軟黏、脹氣、汗皰疹、風濕等等，都是因為體內濕氣過重所引發的症狀。

中醫也說「脾主肌肉、開竅於口、其華於唇」，一些肌肉無力、瘦弱、肌少症及口唇出現異常的問題，也都和脾相關，所以不是只有胃痛或拉肚子等症狀才跟腸胃有關，大家可以先透過本書最前面的「腸胃健康自我檢測表」，先簡單判別自己的腸胃是否健康。

2 從雙手
判別腸胃問題

伸出雙手，找出腸胃對應的位置

做過腳底按摩的人都知道，腳底的穴道對應著人體的五臟六腑，如果按下去會痛，就表示該對應的器官正在發出求救訊號。看不到自己的腳掌，看雙手也可以，我們的雙手跟腳掌一樣，也對應著人體臟腑，而雙手所對應的部位及器官，就稱為「手部反射區」。

以右手手掌心為例，將指尖朝上，整個手掌所對應的人體臟腑相關位置，恰好是頭下腳上，也就是手指對應的是人體的四肢，而腸胃則對應我們手掌心的位置，包含了心、肺、肝、脾、胃、大腸、小腸、肛門、腎、輸尿管、膀胱、卵巢、子宮等器官，及任脈巡行的區域。

圖2.1　左手手掌與人體的對應

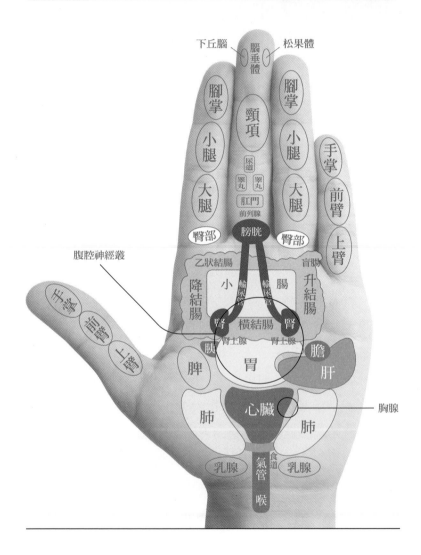

　　「任脈起于少腹，為肝、脾、腎三陰所會」，所以如果手掌的顏色起了變化，或出現粗糙感、砂粒狀等觸覺上的改變，有痛感或突出等，都是身體發生病變的警訊。

　　建議大家，每天花幾分鐘，打開你的手，靜下心來好好觀察手掌心的變化吧！

判斷手掌溫度

　　攤開掌心，在握緊之前，先感受一下手掌的溫度，雖然這會因為環境而改變，但如果在任何環境下，掌心永遠都是發燙或冰冷的，則要留意身體是否存在其他的問題。從中醫經絡的巡行路線來看，四肢末端是人體十二條經絡的起點或終點，所以如果手掌心的溫度過高或過低，代表經絡的巡行不暢，身體的健康可能出了問題。

　　人體的溫度約恆定在攝氏37度，保持恆溫的目的，是讓身體能夠維持生命正常的運作及新陳代謝，而我們的手掌也是。正常來說，一雙健康的手會有溫暖潤澤的溫度，即使手指末梢會隨著外在環境溫度而改變，但掌心的溫度總是溫暖的。《黃帝內經》提到：「掌內熱者腑者熱，掌內寒者腑者寒。」腑，指的是「六腑」，包括胃、膽、膀胱、大腸、

小腸、三焦，所以我們可從掌心的溫度了解體內六腑的狀態，進而了解腸胃的狀況。

掌心高溫 →「陰虛上火」體質。《內外傷辨惑論》記載：「內傷及勞役飲食不節，病手心熱，手背不熱；外傷風寒則手背熱，手心不熱，此辨至甚皎然。」飲食不定時、沒有節制，會造成腸胃受損與積滯，容易出現手指發熱的現象；而經常失眠多夢、口乾舌燥，大病初癒時，也會出現手心發熱的現象。要注意的是，如果手背溫度持續高於手心，而且越握越熱，則有可能是感染或發燒了，要提高警覺。

掌心低溫 →「脾腎陽虛」體質。臨床上常常合併脾胃功能失調、腸胃吸收不良、畏寒、疲倦、腹瀉或便祕等症狀，女性朋友還會出現痛經、不孕等問題喔！

判斷掌心顏色

一雙健康的手，會呈現粉嫩無瑕的顏色，同時具有彈性。如果掌心出現了斑點、青筋，或其他顏色上的變化，也代表身體可能失調。《靈樞‧五色篇》記載：「以五色命五臟，青為肝、赤為心、黃為脾、白為肺、黑為腎。」

手掌發青或出現青筋 →代表身體的消化排毒系統出了

問題，可能是體內有宿便，或發生了胃潰瘍。

手掌發黃或呈現茶色 →注意肝膽方面的問題，肝病的黃疸現象，會讓臉色發黃、眼白發黃，這樣的狀況也會出現在手上，因為肝的問題，讓手掌的顏色也跟著發黃。

手掌發黃同時帶有暗紫色斑塊 →如果有肝臟疾病時，要留意是否發生肝硬化或肝癌；有時候，嚴重的貧血，因為氣血不足也會導致手掌偏黃。

所以，低頭玩手機的時候，不妨順便注意一下手掌的顏色，畢竟魔鬼藏在細節裡！

判斷掌紋變化

掌紋也是判斷身體腸胃功能的輔助方法之一，尤其是在三歲左右的孩童身上，因為小孩皮膚薄，透過食指內側就可以觀察脈絡的變化；但三歲以上的孩童，因為皮膚逐漸變厚，就改以掌紋來觀察。中醫看掌紋，主要看生命線、智慧線及感情線這三大線紋，而這三條線紋都與消化系統相關。

生命線 →起於拇指與食指的中間虎口處，以拋物線往下延伸至腕橫紋處，生命線結束的位置，與其相對應的肝、腎及內分泌系統病變相關，例如生命線結束的位置落在腎

圖2.2　掌心三大線紋

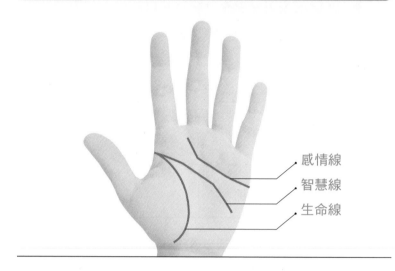

感情線

智慧線

生命線

區，表示腎功能障礙，容易出現腎結石等。

智慧線 →起於食指的第三個掌骨關節，與生命線的起點非常接近，同樣以拋物線的形狀往下拋向小指及手腕位置，通常智慧線終止的位置在無名指處，智慧線過長與智商無關，是表示思慮過重，中醫認為「憂思傷脾」，思慮過重，會影響腸胃吸收，出現食欲不振、肝氣鬱結的狀況。

感情線 →起於小指下端，以拋物線的形狀往上拋向食指和中指的指縫處，感情線過長不代表重感情，而是腸胃道的內分泌系統失調了，容易引起消化吸收功能毛病；如果感

情線上有很多羽毛細紋，也不代表感情路不順，而是表示呼吸系統不佳，要多注意上呼吸道的問題。

下次看掌紋時，從中醫的角度，可能有不同的想法喔。

判斷掌骨

掌骨也是觀察脾胃的重點，尤其第二掌骨藏有玄機，幾乎是人體器官的縮小版！第二掌骨從第二指的掌骨小頭至掌骨的基部，剛好對應了人體的頭、頸、上肢、心、肺、肝、胃、十二指腸、腎、腰、下腹、腿及足，所以如果你從指尖摸到第二掌骨某個地方會痛、凸起，或有酸、脹的感覺，表示該處對應的器官可能有狀況。

如果身體某個部位有疼痛的感覺，可用筆尖或其他物體的尖端，按著第二掌骨對應的部位，一次按壓100下，可以舒緩疼痛。如果整個掌骨摸起來軟軟的，到處布滿小疙瘩，有刺刺凸凸的感覺，可能從小多病、四肢不健，這時建議先調理腸胃，補充營養，改善骨質問題，平常多按按手，可以調理腸胃，同時達到抗老、維持青春、恢復活力，遠離疾病的目的唷。

圖2.3　第二掌骨對應的器官

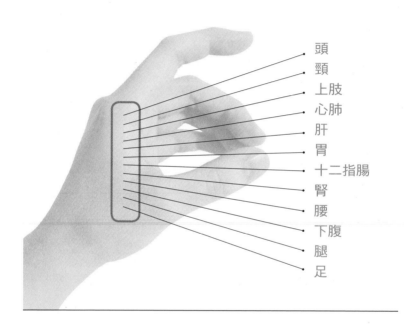

頭
頸
上肢
心肺
肝
胃
十二指腸
腎
腰
下腹
腿
足

手指的狀態反映體內情況

　　手指的狀態，也可以反映體內臟腑的情況。中醫理論認為五行——木、火、土、金、水，是對應五臟肝、心、脾、肺、腎，我們的五根手指頭，也是對應這五行，拇指屬

土，食指屬木、中指屬火、無名指屬金、小指屬水，而土代表脾，故拇指的遠端指節為脾，近端指節為胃。

指腹是否可以回彈 →當指腹壓下去無法回彈，表示脾胃可能有慢性出血的現象，或造血功能失調；如果壓下去回彈慢，則是腸胃失調；按下去能立刻回彈者，恭喜你腸胃很健康！

指腹狀態 →如果沒有指腹的話，代表食欲不好、心情也不好，因為腸胃失和；如果指腹內凹又乾扁，則是消化功能不太妙，容易腹脹、便祕；如果拇指靠近手腕的地方，摸起來像菜瓜布一樣粗糙，要注意火燒心或胃潰瘍加劇。所以如果腸胃不舒服時，可以按壓大拇指指腹的位置來舒緩一下症狀。

青筋代表的意義

手上的青筋浮出，許多人會覺得是操勞或使用過度所造成，但中醫有不同的觀點。青筋的筋，並不是真正的筋膜，而是靜脈血管呈現在皮膚的顏色，因為靜脈血為暗紅色，動脈血為鮮紅色，視覺疲勞使得靜脈在皮膚下看來偏青色。如果靜脈血堵住，血液回流不順，靜脈的血管就會凸

起，呈現青筋暴露的現象。

手指冒青筋 →表示腸胃積滯，可能會因為腸胃消化不良，而引起便祕或痔瘡的症狀。

手掌冒青筋 →不只是單純的腸胃積滯，可能進一步存在血液過度濃稠而積滯的問題，要預防血壓升高、血脂升高等，在中醫稱為「氣滯血瘀」的現象。

手背冒青筋 →手背的經絡反射區主管人體的頸、胸、腰椎、三叉神經及淋巴系統等，所以手背冒出青筋的人，通常也容易有腰痠背痛的困擾。

但不是所有的青筋都是因為身體不好，一般在年紀大、皮膚較薄、剛運動完或體脂肪過低的人身上，也容易浮現青筋，所以除了冒青筋，還要考慮是否伴隨其他症狀，才能進一步確認是否臟腑出了問題。

判斷掌心是否容易出汗

掌心是否容易流汗或過於乾燥，也反映出體內臟腑的問題。有些人的手總是濕濕的，每次要跟人家握手或寫字時，總是很困擾。其實手汗除了因為自律神經失調、情緒或外界高溫等因素，中醫還認為「手為陽氣之本」，出汗可以幫助散熱、滋養肌膚、代謝廢物，原本屬於正常現象，但過

猶不及都不好。

掌心出汗 →如果手心經常出汗，不要以為是身體火氣大。《傷寒明理論》提到：「手足汗出者，為熱聚於胃，是津液之傍達也」，手汗多表示體內脾胃運化功能失調，導致身體津液旁溢四肢，形於外的症狀就是手汗增多。中醫認為「汗為心液」，如果汗出過多，容易耗傷心血及心氣。

一般手汗多可分為「實證」和「虛證」。

「實證」的人多半愛吃辛辣食物、愛飲酒、貪食肥甘厚味，傷及脾胃導致「脾失健運」，除了手汗多，還會有大便乾硬、小便黃濁等症狀；如果手汗多又食欲不佳，表示「脾胃濕氣過重」，經常合併腹部發冷、腹瀉下痢、下肢水腫等問題。

「虛證」的人多半手汗多又雙手冰冷，體內「心脾兩虛」，經常有胃痛隱隱、嘔吐酸水等症狀；如果手汗多，汗液又帶有腥臭味，要小心「腎虛不足」，可能是腎臟出了問題，無法透過尿液將廢物代謝出體外，轉變為掌心出汗。

掌心乾燥 →「肺主皮毛」，手太乾的人，表示「肺」無法發揮滋養皮膚的功能，容易出現皮膚乾燥、喉嚨乾癢、容易咳嗽等問題；如果減肥過度、偏食、營養不良等，影響腸胃功能，脾氣不足，也會讓手部變得乾燥無光澤。

人體的「脾」，是體內水分代謝的總開關，「脾主運

化」，如果脾氣不足，體內的水分便無法適當輸送到身體各個部位，會出現手指皮膚乾燥脫皮，甚至乾裂出血；人體內的水分，需透過中醫講的「氣」才能運作到全身，這個過程，需要透過體內陽氣的溫煦與氣化作用，簡而言之，如果手掌心過於乾燥時，要考慮「脾肺兩虛」的問題。

所以手汗的問題跟五臟六腑皆有關係，如果發現身體有異常出汗，不要置之不理，要趁早找出身體隱藏的病因。

判斷指甲的健康程度

指甲的顏色、指甲表面的光滑度或是月牙等等，都是間接了解身體狀況的蛛絲馬跡。

指甲的顏色 →健康的指甲顏色應該是淡粉紅色，這其實是指甲下方甲床的顏色，因為有豐富的微血管，才會呈現這個顏色。如果指甲偏白無血色，表示身體血虛；如果指甲突然變黃，表示肝火旺，「肝木克脾土」，肝火旺的現象會影響脾胃運化的功能，容易出現在糖尿病或心臟病的人手上；如果指甲顏色變黃甚至發青，表示身體有氣滯或血瘀，中醫認為「氣滯多脹，血瘀多痛」，這種發青的指甲經常出現在容易經痛的女性朋友身上；如果月牙的顏色呈現灰白

色，表示脾胃消化的吸收功能受到影響，容易引起貧血、疲倦乏力等現象。

指甲光滑度 →光滑的指甲表面是健康的象徵，如果指甲出現縱紋，而且摸起來凹凸不平，這是老化的象徵；如果是橫向條紋，像洗衣板一樣，可能是手術、重大疾病或身體過度疲勞、營養不良所造成，腸胃不好的人容易出現營養無法吸收，腹瀉、腹痛、腹脹等症狀，同時指甲也會變得比較脆弱、容易斷或很軟；如果指甲上出現了白點，少許的白點是因為身體過度疲勞或營養不良，如果這樣的白點是出現在小孩手上，表示缺鈣或飲食不正常，多補充營養即可。但如果白點過多，整個甲床的顏色看起來霧霧的，則要小心是脂肪肝或是肝硬化的徵兆。

指甲的月牙 →手指甲根部白色半月形的部分稱為「月牙」，也是判斷體內腸胃狀況的方法之一。健康的人月牙大約占指甲的五分之一到五分之二，大拇指的月牙可能會占到四分之一左右。月牙反映的是身體的微循環，與寒象相關，如果體內氣血不暢通，養分無法供給到身體末梢的指甲，就無法形成月牙，這種人多半體內寒氣較重，寒氣重則脾陽不振，脾的運化功能及消化功能不彰，腸胃吸收也變得不好，月牙就會越變越小、甚至消失。

不過，月牙並非越多越好，如果只有大拇指有，其它

四指都沒有，代表身體寒，要減少喝冷飲或是熬夜的情形；
如果十根手指都有月牙，又是呈現粉紅色，表示身體很健
康；但如果月牙過大，表示身體過熱，年輕人會出現好動、
易流汗、不怕冷的現象，而年紀大的人則要小心這樣的熱會
造成身體負擔過重，容易使血壓過高，出現三高或是心血管
疾病。

3 從舌頭 判別腸胃問題

　　「望聞問切」是中醫問診的四大指標，中醫一定會「望」的就是臉色和舌頭，人體的五臟六腑經過經脈與舌頭連結，不論是臟腑的虛實、病情的輕重及氣血的盛衰，都會客觀地反映在舌頭上，所以有「舌頭乃內臟之鏡」之說。

　　舌頭是人體少數沒有被皮膚覆蓋的部位，可以清楚看見血管的顏色，所以中醫在問診時會從舌頭的顏色、舌苔、形狀等方面進行病情的推測與判斷。

檢測舌苔狀況

　　自己要進行舌診觀察時，有幾個重點要掌握住，首先要養成固定觀察的習慣，例如每天睡前刷牙時，可以慢慢張

開嘴巴，把舌頭緩慢自然地伸出來，在自然光下，進行舌頭的觀察。

首先最重要的是觀察舌苔，舌苔是指覆蓋在舌頭表面如青苔般的物質，從舌苔的厚度、顏色、部位、濕潤程度等狀況，可以推測出體內「陰」的狀態。正常的舌苔是薄薄的白苔，是人體自然產生的苔狀物，由口腔內脫落的上皮組織、細菌、唾液、白血球、食物碎屑所組成。**如果你的舌頭是淡粉紅色，上面覆蓋一層淡淡的白色舌苔，這是最健康的舌頭。**

舌苔的厚薄

中醫認為舌苔是由胃氣所生，舌苔的厚薄，是以能否看到底部舌體的顏色為標準。如果透過舌苔可以看見底部舌體的顏色，此為薄白苔；如果無法，則為厚苔。透過觀察舌苔的厚薄，可以得知病位的深淺及病邪的盛衰。

如果沒有舌苔，表示腸胃虛弱，一吃就容易飽，營養無法吸收；如果舌苔太厚，表示體內濕氣過重，容易腹瀉、腹脹與腹痛交替出現。古籍《素問‧平人氣象論》提到「平人之常氣稟於胃，胃者，平人之常氣也。人無胃氣曰逆，逆者死」。意思是說，健康的人有胃氣，可以觀察到薄白苔，如果舌苔突然消失或突然變厚，表示病情發生劇變。

舌苔的濕潤程度

　　這與身體內水分的多寡相關，中醫把體內一切正常的水分稱為「津液」，包括各個臟腑正常分泌的液體，如胃液、腸液、唾液、關節液等等，而代謝廢物包括尿液、汗液及淚液等等，也歸類到津液。所以從舌苔濕潤或乾燥的狀態，可以了解體內津液旺盛或衰退的變化！

　　如果舌苔由濕潤轉為乾燥，表示熱已傷津；相反地，如果舌苔由乾燥轉濕潤，表示身體的熱退，津液恢復。所以，即使一樣都是白苔，看起來濕潤或乾燥，情況完全不同！並非白苔就是虛寒體質，也不是體內過熱，舌頭就一定是紅色。

舌苔的顏色

　　舌苔呈白色濕潤狀 →表示體內虛冷，可能因為多吃生食或寒食，同時如果舌苔越白越厚，表示體內越虛寒，此時稱為「白滑苔」，表示寒氣累積體內，傷及脾胃，一旦脾胃運化不良，氣血受阻，容易覺得疲累、腰痠、胃痛、腹痛、肩頸痠痛、經痛等。

　　舌苔呈白色乾燥狀 →這樣的「薄白乾苔」跟呼吸道疾病相關，例如：感冒、喉嚨痛、支氣管炎等，有時在冷氣房

待久了，也會出現乾燥的「薄白乾苔」，這是因為體內的津液散失，一樣是白色舌苔，濕潤與否，症狀完全不同。

在熱已傷津的情況下，因為體內的熱過剩，也會出現「白積粉苔」或「白乾苔」，這是因為體內正在發炎、化膿或感染，而且症狀在持續惡化中；如果此時舌體的顏色也呈現紅色，有可能是胃炎、肝炎、十二指腸潰瘍、胃潰瘍或感冒等症狀所引起。

「白積粉苔」與「白乾苔」最大的差別，在於「白乾苔」的舌頭表面摸起來有乾燥、如砂礫般粗糙的感覺，甚至會出現裂痕。我們可以想像在水分突然流失的土壤，表面會呈現乾燥、顆粒的感覺，「白乾苔」就是如此，大多是因為急性內熱暴起，舌苔來不及變黃就直接乾燥，所以如果看到「白乾苔」，要小心體內的發炎或感染情況可能迅速惡化，有時候因為吃太多溫熱的食物，如生薑、羊肉、辣椒等，讓身體持續過熱，也有可能出現「白乾苔」。所以，養生應該要針對體質，過猶不及對身體都不是好事。

舌苔呈黃色 →表示體內有濕熱，同時如果舌苔越接近黃褐色，表示體內有多餘的熱，身體出現發炎反應，許多疾病正在醞釀中，例如：胃炎、腸炎、膀胱炎或感冒、汗皰疹等，如果不加理會，舌苔逐漸從黃褐色轉為焦糖色，身體會出現便祕、小便顏色深、口臭、口渴等症狀，此時除了腸胃

發炎，還要特別注意自律神經失調、心悸、頭痛等問題。所以如果有厚且膩的黃色舌苔，代表體內濕氣過重，最終會影響體內臟腑的運作，可能引起三高、狹心症或憂鬱症。

舌苔呈黑色 →表示身體過於虛冷，容易有腹瀉、腹痛等症狀，要小心胃炎或潰瘍；如果是濕潤帶黑色的舌苔，表示身體的功能下降中，容易疲倦、掉髮，經常在癌症或慢性病患者身上發現這樣的舌苔；如果是乾燥帶黑色的舌苔，表示體內過熱，胃火過盛，會有小便黃、大便乾硬等症狀，要小心糖尿病、高血壓等疾病；如果是厚厚的一層黑苔，同時出現腹脹、腹鳴、胃鳴等現象，代表體內濕氣及熱過盛，經常發生在壓力過大或經前症候群的人身上。

舌苔的狀態

舌苔還有一種腐膩的狀態，可以了解身體內陽氣與濕濁的消退或增長。

舌苔呈「腐苔」 →像豆腐渣的舌苔，稀疏地散落在厚重的舌頭上，一擦就掉，產生的原因是不規律的飲食方式，造成腸胃的負擔，引起臨床食欲不振、放臭屁、消化不良、噁心想吐、腹痛、腹瀉等症狀，因為「腐苔」表示體內有多餘的熱，所以也要注意體內有正在發炎或感染的問題，十二指腸潰瘍或膽結石是最常見的情況；有些憂鬱症、自律神經

失調的患者，舌頭也會呈現「腐苔」的狀況。

　　舌苔呈「膩苔」→舌頭上有一層黏膩又厚重的舌苔，怎麼刮都刮不掉，在歐洲稱為「黃油苔」，這表示長期暴飲暴食，體內痰濕積聚，除了常見的腸胃不適症狀，也經常會有三高的問題！

舌苔的位置

　　根據腸胃虛弱程度不同，舌苔生成的位置也會改變。

　　舌頭中央沒有舌苔 →表示腸胃吸收功能下降，如果同時有腹脹、腹瀉、消化不良、食欲不振等症狀，有可能是火燒心、胃潰瘍等疾病。

　　只有舌尖有舌苔 →表示營養不良，容易疲倦、食不知味，以及腹瀉、拉肚子等，有可能是胃下垂、腸胃炎等疾病。

　　舌尖只有很少或甚至沒有舌苔，只剩舌頭後方靠近喉嚨的舌根部位有舌苔 →表示腸胃功能非常虛弱，要特別注意胃黏液不足，或胃食道逆流、肝炎等病症。

　　只有舌頭中央有舌苔 →因為食欲太旺盛，過度暴飲暴食讓體內濕氣過重，對腸胃造成負擔，此時要當心腸胃疾病及心血管疾病。

　　「心者生之本，其經通於舌，其竅開於舌，所以舌為

心之外候也」，從舌頭，尤其是舌尖的情況，可以提早發現心臟的問題。

觀察舌體狀況

除了觀察舌苔，舌體也是另一個觀察重點。舌體表面各部位與臟腑相關，例如舌尖會反映心、肺及上焦的狀態；兩側舌邊緣會反映肝、膽的狀態；舌中間會反映脾、胃及中焦的狀態；舌根會反映腎、膀胱與下焦的狀態。

舌頭的顏色

舌頭呈淡白色 →氣血不足、久病、貧血的人，容易出現淡白色的舌頭，有慢性肝炎、自律神經失調等問題，舌體也會呈現淡白色。

舌頭呈紅色或紫色 →如果舌頭顏色太紅，代表身體過熱，會有頻尿、腹瀉、嘔吐等症狀；如果在舌尖有紅色斑點，表示胃或肝可能正在發炎。中醫認為「舌為心之苗，脾之外候，苔由胃氣所生」，如果舌頭是紅中帶紫，同時有口乾舌燥的問題，除了體內過熱，還表示津液流失，要小心糖尿病；如果舌頭呈現深紫色，要小心腸胃吸收障礙，此時體

圖3.1　舌頭反映部位示意圖

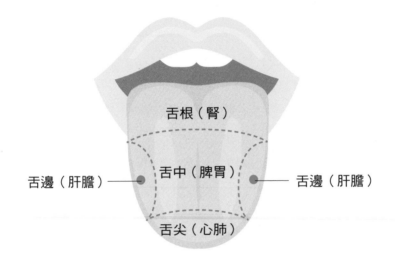

舌根（腎）

舌邊（肝膽）——　舌中（脾胃）　——舌邊（肝膽）

舌尖（心肺）

內不是過熱，反而是因為虛冷，要改善腸胃的血液循環，才能改善紅中發紫的舌頭。

舌頭呈青色 →醫書《辨舌指南》裡提到：「舌苔青滑，乃陰寒之象……厥陰敗症也；不治。」舌頭如果呈現青色，是很嚴重的情況，表示陰寒邪盛，體內濕氣過重，陽氣鬱而不宣。中醫認為，腎主陽，是人體陽氣的根本，舌青的人除了消化功能不佳，還會有水腫、腹瀉、白帶多、月經血塊多等問題，甚至會有生育的問題；如果是青紫色的舌頭表

示體內有瘀血、氣血不通，同時體內還有寒氣，根據統計，青紫舌常出現在中後期的癌症病患身上，或有腸胃障礙的問題；如果酗酒或暴飲暴食，則會出現紫舌，在肝硬化的患者身上經常可以看到紫舌，所以，想要有粉紅色的舌頭，一定要遠離酒精。

舌頭的形狀

舌頭偏大 →大多是因為體內有水飲或痰濕滯留，有時患者會反映最近發音不標準，說話有點大舌頭，這種「舌體肥胖」的問題，通常反應心血管、新陳代謝或內分泌上的問題。

舌頭偏小 →表示身體氣血兩虛，或有陰虛火旺的現象；如果舌頭上有明顯的裂紋或溝紋，而且這樣的溝紋中完全沒有任何的舌苔，表示身體很虛；如果舌頭邊緣有牙齒壓迫的痕跡，稱為「齒痕」，表示體內濕盛，因為脾失健運、水濕內停，濕阻於舌，使舌頭腫大並受到牙齒的壓迫。

舌頭的狀態

舌頭活動度 →如果舌頭無法靈活地在嘴巴裡運作，那也是疾病發生的徵兆。如果無法輕鬆地將舌頭伸出嘴巴，可能因為營養不良、體力不夠、氣血俱虛等，造成筋脈失養，

所以舌頭動作遲緩，這在中醫稱為「痿軟」，如果同時發現舌頭顏色偏白，表示操勞過度，導致胃腸功能降低，要小心是胃發炎或自律神經失調；如果舌頭順利伸出，但卻呈現發抖或彎曲的現象，同時伴隨暈眩、頭痛、心悸等症狀，要留意神經系統或內分泌失調；如果舌頭會發抖，表示體力不濟，因為腸胃吸收不良導致疲勞、無力等症狀；如果舌頭有彎曲或歪斜，則要當心是中風的前兆！

舌頭疼痛感 →不是只有咬到舌頭，舌頭才會痛，有時候磨牙也會咬傷舌頭，很多人認為磨牙是因為壓力大，在中醫觀點，磨牙除了壓力造成的肝氣鬱結，也跟脾胃虛弱有關。

如果食物無法消化，囤積在腸胃，體內的消化系統就得持續加班工作。正常情況下，食物從口腔咀嚼、經由胃部吸收消化到形成糞便，排出體外，大概需要兩個小時；腸胃不好的人，消化吸收需要更多的時間，磨牙導致口腔的咀嚼肌不斷運作，不僅消耗身體的能量，也使舌頭感覺疼痛或不舒服。

如果是因為嘴破造成的舌頭疼痛，表示體內有發炎反應，如果每次在疲勞的情況下，就會發生嘴破的情形，要注意是否身體的免疫力下降，改善的方式，就是先健全腸胃的功能。

　　透過以上的方法，我們可以完全了解自己舌頭的變化，也同時透過舌頭了解體內的變化。舌頭常常會受到各種因素影響，例如飲食習慣改變時，會有不同的舌況，在吃太多、太飽之後，舌苔會變厚而黏膩，而這不一定是原本的舌態；氣候的變化也會影響舌頭，在天氣冷的時候，舌頭本來就容易變乾燥；在女生生理期期間，也有人的舌頭會變白。

　　因此觀察舌頭時，除了觀察舌苔、舌質、舌頭顏色外，更要避免在剛吃食物就檢查，以免誤判或是自己嚇自己，如此才能真正做到防患於未然。建議大家，如果舌頭產生變化，也排除了氣候或自身問題的影響，還是有疑慮，建議您直接找合格的中醫師協助，以免耽誤病情，同時也可以順便學習身體的保養對策！

4 從穴位按出腸胃問題

　　人體內有十二條經絡行經五臟六腑，加上身體正面的任脈及背面的督脈，一共十四條經絡，在這些經絡上，約有365個穴位，是臨床上常用的穴位，而目前還陸續發現新的穴位，總計約有上千個穴位。這裡我們針對與腸胃相關的穴位做介紹，包括背部、腹部、四肢、腳底及耳部等，都是大家非常容易上手的穴位，以下一一進行介紹。

背部穴位

　　中醫有一句話說「養生先養背，背好陽氣足」，這句話是什麼意思呢？在《靈樞・營氣》中提到身體背部的督脈時，是這麼說的：「肝足厥陰……其支別者，上額，循巔

頂，下項中，循脊，入骶，是督脈也。」意思是說，足厥陰肝經上行到頏顙，也就是咽部上顎與鼻相通的部位，一支上額頭，沿著頭頂正中心，往下走背中心，到達骶部骨盆腔，這條就是督脈。

督脈主一身的陽氣，督脈的正氣不足則百病生，而我們人體的臟腑反射區就是以脊椎為中心，由上往下分別為肺、心、肝、脾、腎及生殖等六區。

臨床上曾經遇過病人下背痛，自己以為是肌肉拉傷，吃了許多止痛藥也沒有改善，來看中醫之後，才發現是胃潰瘍做怪；臨床上也遇過便祕的人，一直覺得下背部疼痛，來看中醫後發現後背的膚色發黃，才發現他其實是因為脾胃不和，肝臟出了問題。

我們可以透過按摩背部、刮痧或拔罐等方式來緩解背部的疼痛，如果拔罐時皮膚浮出水氣，表示體內濕氣重，濕氣重者，腸胃吸收不佳、容易有水便、沒胃口或是反胃，這些也是判斷腸胃問題的方式。

位在背部的「胃倉穴」（圖4.1），位置在第十二胸椎棘突下，旁開三寸處，如果按了會痛，可能因長期飲食不正常、嗜喝冷飲或涼性食物等，造成胃部過寒，容易出現胃潰瘍、胃炎、大腸急躁症等疾病，千萬不要以為只是單純的背痛，要特別留意。

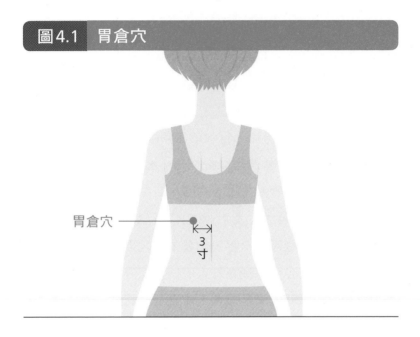

圖4.1　胃倉穴

胃倉穴

3寸

腹部穴位

位在肚臍上方的「中脘穴」（圖4.2），大約是在肚臍上正中線四寸處，約五橫指的位置。有人形容它是天然的胃藥，舉凡胃痛、胃脹氣、胃酸過多都可藉由按壓中脘穴來紓解，同樣地，如果按壓中脘穴會痛，表示腸胃出現了問題。

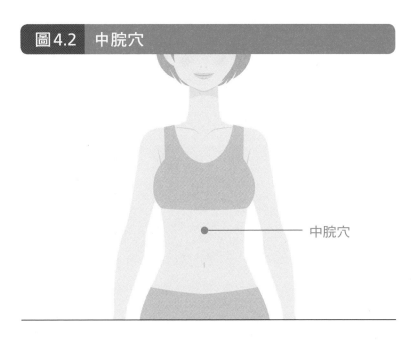

圖4.2　中脘穴

中脘穴

四肢穴位

　　位在小腿外側的足三里穴（圖4.3），是講到腸胃問題最常被提到的穴位，大約位於腿膝蓋骨外側下方凹陷往下約四指寬處。如果足三里穴按了會痛，可能是腸胃虛弱或腸胃不合所造成的氣滯血瘀或血虛、氣虛；但如果足跟痛或腿部痠痛，按足三里穴也會產生疼痛感，所以要合併觀察其他症狀。

圖4.3　足三里穴

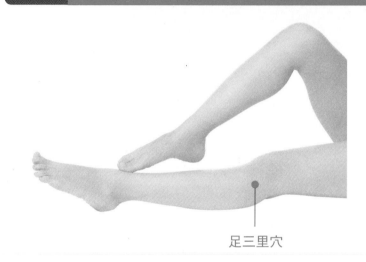

足三里穴

腳底穴位

當我們進行腳底按摩時，可以順便觀察一下腳底的顏色，如果發現整個腳底顏色比平常來得紅，要留意可能是腸胃發炎；如果只有局部變紅，可能是某一器官功能失常；如果腳底顏色蠟黃，則代表肝功能有問題，如果是因為過度疲勞而造成，休息後再觀察，若還是呈現蠟黃色，則建議要檢查一下肝功能。

耳部穴位

我們的耳朵也是人體器官的縮影。在中醫治療的方法裡，有一種「耳針療法」，是利用很細的針灸針，一般是毫針，來刺激耳朵上的穴道，藉此治病，原理是刺激在耳朵上可以找到相對應的器官或臟腑，稱之為耳穴，當身體出現問題的時候，在其對應的耳穴就會出現疼痛感或型態、顏色上的變化。

圖4.4　耳部對應的器官

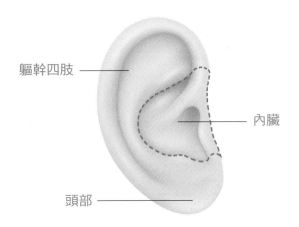

軀幹四肢

內臟

頭部

耳朵的外圍是我們的軀幹、上下肢，而耳垂則是我們的頭部，包括五官，內臟則包覆在耳窩中，所有器官的順序看起來就像子宮內倒置的胎兒，頭在下，腳在上，所以當你發現耳朵某個部位按下去沒有彈性，空空的不易彈起，很可能是該對應的器官出了問題。如果壓痕是紅色，屬於急性症狀；如果壓痕是白色，則是慢性疾病；如果耳朵會出現嗡嗡聲、耳鳴或耳聾，也可能是因為脾虛，導致水濕無法運化，或氣血無法生成，而產生的現象。

5 從皮膚
看出腸胃問題

當口罩成了日常，見面都只能見到對方的半張臉，但我們還是可以從這半張臉看出腸胃不適的徵兆。

臉色

首先是臉的顏色，如果脾胃功能不好的人，臉色多會偏黃，不是只有肝不好臉色才會蠟黃，過度疲勞或熬夜導致內分泌失調，臉色也會變得灰黃；長期便祕時，身體累積太多的宿便，宿便阻礙營養吸收，長期下來臉色就會灰暗無光、膚色黯淡；如果是肺功能不好的人，臉色則會發白。

要提醒大家，有些食物也會影響膚色，如果吃太多含紅蘿蔔素的食物，如紅蘿蔔、木瓜等，也會因色素沉澱，讓

皮膚看起來偏黃，所以如果少吃一點這類食物，臉色蠟黃的情況就有改善，則不需要特別擔心。

臉上痘痘位置

除了臉色，中醫也經常透過臉上痘痘的位置，來了解體內臟腑的問題。例如，如果在下巴冒了痘痘，女生就會知道，最近可能月經不順或內分泌出問題，那麼，如果是腸胃出問題，會在哪裡冒痘痘呢？

鼻子長痘 →可能是胃火過旺，吃太多對胃有負擔的食物，如油炸物、麻辣鍋等高熱量的食物，使得脾無法發揮運化的功能，食物便積留在胃部，無法完全消化，這個時候除了有鼻頭變紅的情況，可能還會流鼻血或鼻腔乾燥。

如果鼻頭發青，可能是胃氣虛弱，而且經常是因為肝氣犯胃，意思就是說，肝木剋脾土，因為壓力或熬夜等因素導致肝臟疏泄的功能受影響，長期如此就會進一步引起脾胃失調，這個時候除了容易胃痛，還會有許多全身的症狀，例如疲倦、口臭等等。

嘴唇長痘 →可能是便祕引起，通常多吃點新鮮的蔬菜或水果就可改善。

圖5.1　臉部痘痘位置與對應的器官問題

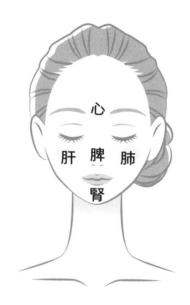

$\boxed{額頭長痘}$ →表示壓力大，在青春期的學子或考生身上，經常可以看到整個額頭都是痘痘。

$\boxed{兩側臉頰長痘}$ →可能是肝或肺出了狀況。以自己的臉為例，自己的右臉屬肝、左臉屬肺，如果臉上冒了任何痘痘，先別急著塗塗抹抹，想要消滅它，可以先觀察一下臉上冒痘痘的部位，試著了解身體要告訴你的訊息，並對症處理，才能治本。

身體膚色

身體的膚色一向也是大家關心的重點，有些事情你必須要知道。如果皮膚突然變紅，而且不是因為喝酒、運動或任何外力引起，甚至在右腹出現紅色的疹子，外型不規則，像一張蜘蛛網似的蜘蛛痣，要小心是肝臟的疾病，甚至胃癌或肺癌的徵兆；如果體內經絡長期不通暢，身體的代謝廢物無法順利排出，導致腋下、大腿內側或肚臍周圍的皮膚變黑，有可能是胃癌前期；如果皮膚整個發黑，有可能是腎臟出問題；如果皮膚突然膚色改變，不論是發黃或變紫，都不是正常狀況，還是盡快就醫比較好。

眼睛變化

眼睛俗稱「靈魂之窗」，也是觀察身體變化一個非常重要的指標。中醫認為，眼睛為五臟之精，角膜、虹膜主肝，瞳孔主腎，眼瞼主脾，眼白主肺，兩眥也就是眼內角主心，當五臟出現異常，眼睛就會有所變化。

如果眼白變黃色或淡黃，表示肝功能出問題；如果眼

白及角膜逐漸變黃，則是腸胃的消化功能失常；如果眼瞼浮腫無血色，可能是急性胃炎發作；如果眼眶塌陷，而且陷得很深，表示肝、腎、脾都出了問題，最好進行全身性健康檢查。

唇色

此外，由於中醫認為「脾開竅於唇」，擁有好唇色，人看起來就會有精神，其實，人體的嘴唇是身體脾胃對外的反射。如果嘴唇發白，表示營養不良、通常會伴隨臉色發白、食欲不佳、有氣無力、消化不良；如果嘴唇發紫，表示體內偏寒，通常容易手腳冰冷或血液循環不良，容易有腹瀉、腹痛的問題，像這種情況，透過食用溫熱的食物，來改善體內偏寒的情況，對於改善唇色也會有幫助。

6 從氣味 嗅出腸胃問題

嘴巴的味道

　　新冠肺炎肆虐全球，大家對於味覺喪失的症狀也特別重視，從中醫的角度來看，嘴裡的味道，是身體健康的反映，有些疾病在初期，經常會以味覺改變來表現，例如上呼吸道感染、胃食道逆流或糖尿病等等。

　　味覺改變 →腸胃功能下降時，通常會感覺食物不美味、沒味道或味道太淡，同時有食欲不振、有氣無力、疲憊、腹瀉等症狀，如果合併體內濕氣過重，還會出現胃悶痛或腸鳴的情況。

　　嘴巴有臭味 →如果嘴巴聞起來有臭味，同時有腹脹及噁心的感覺，要小心是胃潰瘍、胃酸逆流或胃炎；如果長期

有口臭的困擾，除了腸胃問題，也要留意是否為牙周病等口腔疾病造成。

嘴巴有酸味、苦味或甜味 →如果長期覺得嘴巴總是酸酸的，大多是因為飲食不當、暴飲暴食所引起；如果總是覺得嘴巴苦苦的，多半是因為熱氣與濕氣滯留在體內，疏泄不暢所導致，同時還會合併頭暈目眩、小便赤黃、大便乾硬、嘔吐、食欲下降等症狀；如果總是覺得嘴巴甜甜的，其實是因為腸胃功能失調，消化系統出問題，或有糖尿病，建議盡速就醫。

排氣的味道

據說在日本江戶時代，有一個職業稱為「屁負比丘尼」，專門為貴族女性服務，她們的責任就是代替放屁的女性向大眾說明：「屁是我放的。」其實，排氣是人體自然的生理現象，現在社會風氣開化許多，我們不再這麼擔心被發現放屁，反而會開始注意放屁的次數與味道，因為這是和健康相關的問題。

根據統計，正常人一天大概會放五到十個屁，無臭無味，所以大家沒什麼感覺，如果因為進食過快、狼吞虎嚥，

一下子吃進太多空氣時，身體會以放屁或打嗝的方式將這些氣體排出，這個時候只要細嚼慢嚥，就可改善放屁的問題。

排氣的狀態 →不過，有的人放屁實在很令人困擾，不放則已，一放就是數屁齊發。從中醫的觀點來看，這是因為吃太多肥甘厚膩的食物，腸胃消化不良，所以產氣過多、放屁次數增加；不過，如果同時還有腹痛、便祕或是血便的情形發生，就要小心是不是有腫瘤阻塞了腸道，這時最好要做進一步的檢查。

排氣的味道 →如果放的屁非常臭，是因為食物滯留在體內，發酵產生了腐臭味，這種情況表示身體有長期消化不良的問題，不只會放連環屁，而且是臭屁，有人還會有厭食、噁心、胃脹痛的症狀發生；如果臭屁聞起來有油的味道，表示脂肪類的食物吃太多了；如果聞起來有臭雞蛋味，可能是含蛋白質的食物吃太多了，消化不良導致氣味產生。

排泄物的味道

身體排泄物的味道，其實也洩漏了身體健康的祕密，畢竟，食物有進就有出，理論上，排泄物的味道會忠實反映出我們所吃進去的食物。根據國民健康署統計，台灣至少

五百萬人有便祕的困擾，現代人水喝太少、飲食不正常、加上熬夜等生活習慣，都會影響我們腸胃的健康。

　　正常的大便應該是土黃色、味道淡而不臭，纖維質夠的話還會浮在水面上。

　　排泄物的顏色 →如果排便的顏色偏暗紅色或黑色，除非額外吃了鐵劑，否則要小心是腸道出血或癌症；如果排便出現鮮紅色，擦拭時衛生紙上也有鮮血，除非是紅肉火龍果或番茄吃多了，否則要小心可能是痔瘡或肛裂。

　　排泄物的味道 →如果排便的味道臭氣沖天，大多數是因為吃太多肉或消化不良的關係。

　　排泄物的型態 →如果排出一顆一顆的羊咩咩便，這是典型便祕的糞便型態，原因是身體的代謝廢物停留在大腸太久，水分不斷地回吸，導致糞便又乾又硬，形成便祕，這種情況屬於腸胃上火，通常因為水喝太少、膳食纖維吃不夠，如果透過飲食調整還是無法改善的話，建議要盡快就診，排除腸胃無力或其他因素引起。

　　如果是大便容易黏在馬桶上，感覺排不乾淨，這是因為體內有濕氣，脾胃濕熱；如果是軟便，有時還看到食物殘渣，或甚至是拉水，表示體內過寒，或是過度疲勞造成腸胃失調，也有可能是因為病毒或細菌感染，這種腹瀉建議立即就醫治療。

第二篇

調理腸胃健康
的祕方

7 體質的調理

　　何謂體質？是身體的特質，是相對穩定的個體特性，是中醫診斷時的依據，婦女的體質會因懷孕、生產而改變，要到產後六個月才會穩定，而停經婦女也會受荷爾蒙影響，從原先的體質如陰虛變為陽虛體質，所以體質並非一成不變，在中醫理論中，體質受到很多因素影響，除了先天遺傳、性別外，後天如飲食、地理、氣候、運動、情緒、壓力、疾病等，都會改變體質。

　　《黃帝內經》是最早提出「體質」理論的專書，並根據體質將人體分類，以對症下藥或做養生建議，近代則有多家醫學中心的研究團隊，根據歷代醫家及學者的研究，將中醫體質量化為表格，並將體質分為氣虛質、血虛質、陰虛質、陽虛質、痰濕質、瘀滯質及平和質。

自我體質檢測表

氣虛體質

- ☐ 少氣懶言
- ☐ 懶動
- ☐ 嗜臥
- ☐ 耳鳴
- ☐ 頭暈目眩
- ☐ 倦怠乏力
- ☐ 胸悶氣短
- ☐ 心悸
- ☐ 氣促
- ☐ 自汗
- ☐ 畏風、不耐寒
- ☐ 語音低微、聲斷不續
- ☐ 寒熱耐受力差
- ☐ 納呆、納差
- ☐ 食欲減退
- ☐ 眼花
- ☐ 易感冒

血虛體質

- ☐ 肌膚乾燥
- ☐ 耳鳴
- ☐ 頭暈
- ☐ 眼花（站立時加劇）
- ☐ 隱隱頭痛
- ☐ 心悸
- ☐ 怔忡
- ☐ 健忘
- ☐ 入睡困難
- ☐ 多夢
- ☐ 易驚醒
- ☐ 四肢麻木
- ☐ 大便溏薄
- ☐ 小便清長
- ☐ 少尿
- ☐ 視力模糊
- ☐ 掉髮

陰虛體質

- ☐ 口乾舌燥
- ☐ 盜汗
- ☐ 五心煩熱
- ☐ 午後潮熱
- ☐ 易躁易怒
- ☐ 眩暈
- ☐ 心悸
- ☐ 失眠多夢、心煩不寐
- ☐ 睡淺易醒
- ☐ 溺赤
- ☐ 夜尿、少尿
- ☐ 大便祕結
- ☐ 目澀
- ☐ 舌瘡
- ☐ 口角瘡
- ☐ 失音嘶啞
- ☐ 掉髮

陽虛體質

- ☐ 畏寒肢冷
- ☐ 喜喝熱飲、喜暖
- ☐ 口淡不渴
- ☐ 飲量不多
- ☐ 飲食不化
- ☐ 神疲乏力
- ☐ 少氣懶言
- ☐ 胸悶不適
- ☐ 氣短喘促
- ☐ 心悸
- ☐ 自汗易出汗
- ☐ 遺精
- ☐ 腰膝痠軟
- ☐ 體痛
- ☐ 頻尿、夜尿、尿清長
- ☐ 便溏
- ☐ 身目浮腫

痰濕體質

☐ 肥胖

☐ 胸悶

☐ 頭重

☐ 頭昏

☐ 身重不爽

☐ 眼周微浮

☐ 下肢浮腫

☐ 痰多黏白或稀白

☐ 畏寒肢冷

☐ 肌膚麻木不仁

☐ 腸鳴

☐ 積聚

☐ 大便溏薄

☐ 嗜睡

瘀滯體質

☐ 頭痛

☐ 胸悶

☐ 肌膚甲錯

☐ 手足麻木

☐ 刺痛常作

☐ 易瘀青

☐ 積聚

☐ 靜脈曲張

☐ 脅肋悶痛

平和體質

☐ 體態適中

☐ 面色紅潤

☐ 精力充沛

☐ 睡眠良好

☐ 不易疲勞

☐ 頭髮有光澤

☐ 對外界適應力強

☐ 樂觀好相處

　　為什麼中醫要將體質做分類？因為不同的體質與某些疾病有密切的關係，譬如說痰濕體質的人，容易罹患心臟病、高血壓等心血管疾病。因為體質會隨著先天或後天的因素而改變，所以中醫可以藉由調整體質，來降低患病機率，改變原本罹病基因的表現型，同時讓身體避免外邪所傷，達到中醫「治未病」的目的。

氣虛體質——亞健康，容易慢性疲勞

　　中醫認為人體是由氣、血、津液等精微物質所組成，氣是構成人體運作的重要物質，能夠維持人體臟腑、經絡的功能，並將氣轉化為血，為人體提供營養或是防禦外邪入侵；「氣虛」出現在不同臟腑，表現出的狀態也有所不同，「肝氣虛」者肝的功能都會減退，容易膽怯、疲倦；「心氣虛」者心氣不足，容易臉白、胸悶、心悸、自汗，活動過後症狀會加劇；「肺氣虛」者肺機能減弱，過敏氣喘的孩童多為氣虛體質，只要風邪入侵，鼻塞、打噴涕、流鼻水、咳嗽都來，最後容易引來免疫系統失衡；「脾氣虛」者運化失職，胃口差、餐後腹脹、大便稀軟、無力倦怠、少氣懶言，肥胖、水腫的人多屬脾氣虛；若是「腎氣虛」者腎氣虧損，

腰膝痠軟、耳鳴、乏力、小便頻繁，男腎虛者滑精早洩，女腎虛者白帶量多、月經精血淋漓不盡，嚴重的氣虛還會造成胃下垂或子宮下垂。

氣虛體質症狀 →氣虛體質的人常見有少氣、懶言、懶動、嗜臥、耳鳴、頭暈、目眩、倦怠、乏力、胸悶、氣短、心悸、氣促、自汗、畏風、語音低微、聲斷不續、易感冒、寒熱耐受力差、尤不耐寒、納呆、食欲減退、納差、眼花等症狀，這類型的人，常常會因為吹風著涼就感冒，對於外在環境的適應力較差，之所以會出現氣虛質，成因包括先天稟賦不足，以及後天失養如飲食、壓力、情緒、久病、年紀等。

氣虛體質調養 →氣虛可以補氣來調解，中醫認為補氣要先補脾，脾有「氣血生化之源」之稱，脾功能健全，消化自然好，消化好就能將吃進去的食物轉化為氣血送至各臟腑，所以可多吃補脾益氣的食物，大豆、雞肉、紅棗、龍眼、人參都是補脾好物，但這裡要提醒大家，人參雖然是補氣聖品，但體質虛寒者要選用紅參，血壓高、體質燥熱的人則應選西洋參，飲用時切記別吃蘿蔔，否則會讓好不容易補來的氣流失掉。也可在夏至過後陽氣最盛的三伏天，使用三伏貼來調整人體的陰陽平衡及臟腑、氣血、經絡，以冬病夏治的原理來平衡體內正氣，也是補脾的方式。

血虛體質——
血虛不只要補血，細嚼慢嚥是王道

《黃帝內經》有云：「肝受血而能視，足受血而能步，掌受血而能握，指受血而能攝。」中醫認為血足則身體活動、感官得以正常運作；若血不足，則無法血循行脈，臟腑、經絡都受影響，甚至還會產生健忘、失眠、精神失常等精神疾病。

血虛體質症狀 →易掉髮、毛髮不豐、肌肉及骨骼都不健壯。血虛指的是體內血液不足，肢體臟腑百脈失於濡養而出現的全身性衰弱，女生因為經期，所以比男生更容易有血虛問題，由此可知，失血過多是造成血虛的原因，其他如飲食不節、過度疲勞、久病等，也會形成血虛體質。

若是「心血虛」，表示心血不足，容易有心悸、頭暈目眩等症狀；「肝血虛」，就容易有抽筋、四肢麻痺等症狀；「脾血虛」，則容易有經常疲倦及營養失調的困擾。

中醫認為血為氣之母，所以血虛跟氣虛常伴隨而行，血虛患者易有氣虛的症狀，如疲倦乏力、少氣懶言等，而氣虛的患者也會有血虛的症狀，如肌膚乾燥、耳鳴、頭暈、眼花，站立時加劇，隱隱頭痛、心悸、怔忡、健忘、失眠，包

括入睡困難、多夢、易驚醒等，四肢麻木、大便溏薄、小便
清長、少尿、視力模糊、掉髮。

血虛體質調養 →「心血虛」者可多吃當歸、菠菜等
食物；「肝血虛」者可補充五味子、金針花等食物；「脾血
虛」者則多吃補益脾胃的山藥、虱目魚等食物來補血養血，
女性朋友會喝四物湯來補血，四物湯早在宋朝就已被運用在
補血調經，雖然是中醫補血的首選，但如果不是血虛患者，
經期血塊多、刺痛、且有腹脹感大於痛的症狀時，如果喝四
物湯可能會造成反效果，尤其是有子宮肌瘤的人，更是忌諱
服用四物湯，所以有經痛的人，建議先就醫，由醫生來調配
最適合你的解痛方子，平常少吃油炸等速食、戒菸、適時舒
壓、保持心情愉快也可以減少經痛發生。

《醫門法律》提到：「飲食多自能生血，飲食少則血不
生。」脾胃如果好，可以把食物消化吸收化成氣血，是最根
本的補血方式，所以不妨試試細嚼慢嚥，把食物嚼爛後進入
腸胃，也能幫助腸胃吸收。而且口腔附近有多條經絡，如胃
經、大腸經、肝經、膽經、脾經、腎經、心經分布，在咀嚼
的同時，也同時在按摩這些經絡，促進血液循環並養生，對
壓力大的現代人，也是一種舒壓、養生的簡單方法。所以從
今天就開始細嚼慢嚥吧！

陰虛體質——自帶發熱氣，陰虛不是冷吱吱

　　中醫治療常會講到陰陽、表裡或是寒熱、虛實，這是中醫診斷的「八綱」，也是判斷體質的標準之一，所謂的「陰陽」指的是人體運作的基礎，體內陰陽平衡、不偏不倚就能健康。體內的口水、血液、腸液、淚水和組織液等，有滋潤作用的，稱為「陰」；而身體的活動如心臟跳動、腸胃蠕動、起立坐下的肌肉用力，屬於能量運作的，就稱為「陽」。

　　在陰、陽總綱之下，裡、寒、虛被歸為陰性；表、熱、實則歸為陽性，所以「陰虛」體質的人就是體內陰液不足，無法滋潤、不能制陽，導致陽熱之氣旺盛，所以手心、腳心、心胸煩躁，故稱「五心煩熱」，多因勞損久病或熱病之後導致陰液內耗，再加上無法制火，火熾則陰液灼燒更甚，虛上加虛，現代醫家認為：「陰虛發熱；陽虛怕冷；血虛發燥；氣虛無力。」

　　陰虛體質症狀 →典型症狀就是發熱，其他常見者諸如：口乾舌燥、少津、盜汗、五心煩熱、午後潮熱、易躁易怒、眩暈、心悸、失眠多夢、心煩不寐、睡淺易醒、小便黃短、夜尿、少尿、大便祕結、目澀、舌瘡、口角瘡、失音嘶

啞、掉髮等。

有的病人來的時候主訴說自己手腳冰冷，但是吃了補藥卻又口乾舌燥，這種病患是屬於陰虛內熱型，是現代人很常見的一種證型，西醫稱之為「腦神經衰弱症」，因為壓力大或思慮過重所造成的身心症，當心理壓力過大，自律神經、免疫力、內分泌都失調了，恐慌症、憂鬱症等都是神經衰弱症的併發症。

在中醫看來，「陰虛內熱」是因為「肺陰虛」者，肺熱不足，虛熱內生，所以聲音沙啞、口乾舌燥、咳嗽無痰、形體消瘦；而「心陰虛」者，失眠、多夢、健忘、盜汗、頭暈目眩，這都是因為肝腎不足、真陰虧耗，導致血不能養心；「肝陰虛」指肝失濡潤、不能制陽，頭暈眼花、目澀、視力減退、口乾舌燥、舌紅少津為主要症狀，通常是因為情志不遂或腎陰不足累及肝陰所造成；「脾陰虛」者，就是脾陰液不足，濡養失職，運化無力，常見症狀有口淡乏味、食後腹脹、涎少唇乾、五心煩熱等，過食辛辣食物或心情鬱悶都會耗傷脾陰液；「胃陰虛」則是胃陰不足。《臨症指南醫案‧脾胃》云：「知飢少納，胃陰傷也」，所以胃陰虛者易有胃痛、無食欲、大便乾結、乾嘔等症狀；而「腎陰虛」者腰膝痠軟、失眠多夢、潮熱盜汗、耳鳴頭暈、男子遺精、女子經少或閉經，多因久病、房事過度或熱病傷陰。

陰虛體質調養 →陰虛體質的人容易上火，且因為五心煩躁，所以喜歡喝冷飲來降火，但喝冷飲對陰虛者幫助不大，火沒降下來反而傷了陽氣，所以應該選天門冬、麥門冬、枸杞、女貞子等滋陰補腎的中藥，或是桑葚、梨、甘蔗、銀耳、西瓜、蘋果、葡萄、苦瓜、鯉魚、金針、海菜等食材來改善體質。

陽虛體質——氣虛惡化變陽虛，真正的冷底

陽虛質，一看就知道是指陽氣不足，陽氣不足則陰盛，故《素問・調經論》說：「陽虛則外寒」。

為何會出現陽虛體質呢？素體陽氣虛弱、外感陰寒之邪傷及陽氣、年老體衰、房事過度都有可能，陽虛則機體功能衰退，氣虛體質長久累積下的結果，有的人一年四季都穿著襪子睡覺，這種人就是陽虛體質，腳是陽部經絡的終點，所以體質虛寒的人容易腳冰冷，穿襪子只是治標不治本，還是要從日常生活著手來改善陽氣不足的問題，熬夜是陽虛質的一大忌諱，會加重身體能量的消耗，太晚起也會使陽氣不發，所以早睡（晚上11點前）早起（早上5、6點）可以讓身體的陽氣有儲存的時間。

陽虛體質症狀 →特別怕冷、特別畏寒、四肢容易冰冷，喜歡喝熱飲、口淡不渴、飲量不多、飲食不化、喜暖、神疲、乏力、少氣懶言、胸悶不適、氣短喘促、心悸、自汗易出汗、遺精、腰膝痠軟、體痛、尿頻、夜尿、尿清長、便溏、身目浮腫。

陽虛在五臟，顯現出來的症狀也不同，「心陽虛」者容易心悸、失眠多夢、心神不寧；「肝陽虛」者頭暈目眩、情志抑鬱；「脾陽虛」者吃少腹脹、大便完穀不化或不成形，大便之所以夾雜著未消化完畢的食物，就是因為陽氣不足，胃無法腐熟食物，所以直接從腸道排出，這稱為「完穀不化」；「肺陽虛」者氣短無力、咳嗽、懶言；「腎陽虛」者腰膝痠軟、怕冷、夜尿。

陽虛體質調養 →可多食辛香料，如胡椒、花椒、茴香等祛寒補陽，冬天多吃羊肉爐也能達到補虛的效果，其他像核桃、蝦、海參或鹿茸、巴戟天等中藥材都是助陽益火的好物。

建議夏天的時候，可以在早上九點曬曬背部，「背為陽，腹為陰」，曬背可以補充陽氣，秋天或冬天就晚一點約九點半曬，早上是陽氣升發的時候，「動則升陽」，運動可以幫助提升體內陽氣，但記得大量流汗反而會損傷陽氣，對陽虛者不利。

痰濕體質——
濕為萬病之源,有了痰濕健康掰掰

　　如果對中醫有所研究的話,看到「濕」就知道問題大了,「濕」為萬病之源,若人體內囤積太多水分,無法有效排出,便會形成濕邪停留在體內,當濕濁內停日久,形成的痰證就稱為「痰濕」。中醫認為脾主運化,身體的脾,是體內津液代謝的總開關,如果脾虛失去運化,就會讓原本應該轉化為營養的精微物質,轉變為濕氣及痰飲,痰濕累積體內,就會導致身體肥胖,所以身體肥胖者多為痰濕體質。《七松岩集‧痰飲》提到:「濕痰者,外則體肥,多汗倦怠;內則中滿,腸鳴泄瀉。以燥濕分利為主。」

　　飲食是讓身體累積濕氣的主要原因,想想看冷飲、油炸、辛辣、燒烤、高糖、菸酒是不是經常出現在生活周遭?這些食物容易損傷脾胃,造成濕氣難以排出,再加上現代人經常處在高壓環境下,交感神經維持高張興奮的狀態,水分代謝失常,濕氣內停,加上一放假或下班後大吃大喝的習慣,運動量少、曬太陽也少,濕濁之氣無法排出,自然就成了痰濕體質。

痰濕體質症狀 →除肥胖外，還有胸悶、頭重、頭昏、身重不爽、下肢浮腫、腹部肥滿鬆軟、食少腹脹、噁逆、不思飲食、口淡、口黏、喉中有痰、痰多黏白或稀白、畏寒肢冷、肌膚麻木不仁、腸鳴、腹中積塊或脹或痛、大便溏薄、嗜睡。

如果痰濕積於肺臟，易咳嗽多痰；積於心臟，就容易引起胸悶氣短；積於肝臟，就容易造成脂肪肝；積於脾胃，易造成腹痛腹瀉；積於腎臟，男性易夜尿，女性則易有白帶，當痰濕隨著氣在體內流竄，就會帶來全身性的疾病，例如心血管疾病、三高等，若積於腰腹就變成水桶腰，積於腳指或關節處，就成了痛風，所以中醫才會說濕為萬病之源。

痰濕體質調養 →清淡飲食，少碰肥甘厚味的食物、戒菸戒酒；運動，日走萬步、健走、太極、瑜珈等；避免長期暴露在潮濕之處，避免穿未乾的衣服、不要睡地板、少淋雨；同時多吃有甜味的食物，中醫認為甘入脾，甘味具有健脾燥濕的功效，五穀雜糧、薏仁、木耳、紅棗、絲瓜、蘋果等天然食材都屬於甘味之物，但並非指精緻糕點，甜點吃多了可是會加重濕氣，讓濕氣更排不掉。

瘀滯體質——
女人若瘀滯，痛經不孕傷及根本

中醫理論中，氣血是構成人體最重要的物質，一旦氣運行不暢，血運行受阻就會形成瘀滯，或是血液阻滯影響了氣的運行，但也有可能是氣滯跟血瘀同時形成，不論是何種方式，氣滯血瘀體質者，會因經絡、臟腑或四肢的氣血運行不通暢，導致內生病邪，最後引發疾病。

嗜食油膩、過鹹、甜食或水喝不夠，會使血液過度濃稠，而影響氣血運行；長期處在抑鬱的情緒下，或什麼話都往肚裡吞的人，也會因為肝氣鬱結影響氣血；年老體衰或慢性疾病，也是讓氣血無法順利運行的因子之一；另外環境偏冷、長期身處冷氣房的人，也會因陽氣偏虛導致血行凝滯或遲緩，以上都是瘀滯體質生成的原因。

瘀滯體質症狀 →頭痛、胸悶、肌膚甲錯、手足麻木、刺痛常作、易瘀青、積聚、靜脈曲張、脅肋悶痛、膚色跟唇色都比較暗沉、皮膚粗糙、刷牙易出血、經血顏色偏暗還有血塊，很多女生之所以有痛經，就是因為瘀滯體質所誘發，瘀血內阻沖任胞脈，不通則痛，是為痛經，巧克力囊腫就是瘀滯體質的表現。當瘀血積久了成為經閉，而當經水失調、

經難納入，就難以受孕；婦女產後若是寒積胞中，經脈瘀血停滯，瘀血不去，新血難安，血不歸經而發，則為崩漏，即不規則的陰道出血。

瘀滯體質調養 →想減緩痛經，有中藥成分的酸梅湯或是可幫助活血行氣的山楂都是不錯的選擇。想改善瘀滯體質，不論是痛經、經閉、不孕或是崩漏，其中一個原因跟情緒相關，如果能夠隨時保持愉快的心情，就有機會調整自己的體質。

另外像是白蘿蔔、柑橘、生薑、韭菜、桂皮、洋蔥、銀杏、檸檬等都能幫助體內活血行氣，黑木耳是公認的清血管大師，多食用黑木耳可清除血管壁上的瘀積；水分不足也會讓血液濃度變高，記得多喝水，每天2,000 cc的水分可以讓瘀滯遠離。

平和體質——
陰陽平衡沒病痛，平和體質最健康

寒性體質的身體機能和代謝活動都較衰退，體溫不足、手腳冰冷、臉色蒼白、怕冷；熱性者則顏面潮紅、眼睛充血、身體上火易發炎、喜歡喝冷飲，人體可能是純寒、純

熱、或者寒熱交雜不一，但也可能是不寒也不熱的平和體質。

平和體質狀態 →《黃帝內經素問》記載：「平人者，不病也」，平人指的就是沒病的人，也就是本篇所談論的平和體質，平和體質的人體態適中、面色紅潤、精力充沛、睡眠良好、不易疲勞、頭髮有光澤、對外界適應力強、樂觀好相處，中醫認為平和質的人即便生病也很快可以自癒，平和質的人陰陽平衡、身體不寒也不熱，所以經常進補會影響到身體的健康，但根據年紀或環境、荷爾蒙改變，例如更年期、老年期或是青春期等，因為身體在改變，適時搭配藥補，可以讓身體保持在平衡的狀態。

平和體質保養 →在飲食方面，暴飲暴食、長期偏食特定食物等，都會影響體質的變化，所以不能因為是平和質就大吃大喝，還是要有所節制，飲食均衡、適當運動、維持良好生活習慣、不熬夜、保持心情愉快，就可以讓平和質陪伴一輩子。

8 節氣的調理

　　「順天之時」是中醫養生的關鍵，如何做到順應四時？「春生，夏長，秋收，冬藏」，飲食起居、情緒精神都跟著季節變化來運作，中醫的核心理論來自於天人合一、五運六氣、陰陽氣血、相生相剋等，這是長期觀察處於宇宙與大自然之下，人類與大自然產生的互動關係，進而衍生出一套關於天、地、人、四季、養生、保健的經驗醫學，想免於疾病的困擾，應當「春夏養陽，秋冬養陰」，順應天時變化，四時四季養生。

春季調理——
順天之時百病除，節氣養生從春天開始

　　春天有六個節氣，包括立春、雨水、驚蟄、春分、清明、穀雨。立春是二十四節氣的第一個節氣，《黃帝內經》講「春生」：「春三月，此謂發陳，天地俱生，萬物以榮，夜臥早起，廣步於庭，被髮緩形，以使志生，生而勿殺，予而勿奪，賞而勿罰，此春氣之應，養生之道也。」

立春

　　春天是人體體內臟腑經絡運作發展的最佳時節，建議夜臥早起，多到郊外接觸大自然，吸收天地生長發育所散發出的旺盛陽氣，同時要心平氣和，起心動念皆要心懷感恩，避免殺戮之氣、避免鑽牛角尖，以懲罰自責的心態度日。所謂夜臥早起，是指晚上 11 點前入睡，5 到 7 點之間起床，早起有利陽氣升發，也能提升自身的抵抗力，「春夏養陽」就是這個道理，吃一些補陽氣的食物，如：蔥、薑、蒜、韭菜、芽菜等，也可以幫助發散體內陽氣，防止內熱。

　　 陰虛體質的人 →因為陰液不夠，平常可多吃綠色食物、多穿青色衣服來養肝護肝；體質較虛的 氣虛或血虛

者，在立春要特別注意支氣管，可以多吃清熱解毒的食物，如冬瓜、黃瓜、芹菜、菠菜、新鮮蔬果等，來幫助清除體內積熱； 瘀滯及痰濕體質的人 ，本身排毒功能比較差，冬天大補一頓、活動量又少，熱就堆積在腸胃中，等到春天體內新陳代謝變快，腸胃內熱進到肛門附近，容易有便祕，建議多吃解痔瘡的時令菜，例如菠菜。

雨水

立春之後緊接著第二個節氣就是雨水，天氣回暖，雨水增多，萬物生長需要雨水，但人體最怕濕氣重，《黃帝內經》講「濕氣通於脾」，濕氣一重，脾胃就不舒服了，腹瀉、食欲不振、消化不良都來；所以 痰濕體質的人 ，這時候要特別留意脾胃的照護，多吃薏仁、冬瓜、扁豆、茯苓、蠶豆等，可以去脾濕； 氣虛體質的人 脾胃功能本來就不好，濕氣使脾胃運化功能變得更差，所以要健脾祛濕，建議喝粥來滋補；春天的天氣忽冷忽熱， 瘀滯體質的人 要特別留意血壓問題，建議保持心情平靜，不要過度情緒起伏。

驚蟄

「驚蟄」時，「春雷一聲響雲霄，大地回春萬物曉」，氣溫升高，冬眠的動物從土裡鑽了出來，農民也開始準備要

進行春耕，隨著氣溫升高，人體表面的毛細孔也逐漸張開，體質虛弱的人，要特別注意提升肝臟氣血，才能避免感染流行性感冒，飲食上可以多吃紅棗、桂圓、當歸、豬肚等補氣血的食物；陽虛體質的人 平常已經陽氣不足，容易出現後背涼、後背痛、四肢脹麻涼的症狀，建議多補充陽氣，可多吃如韭菜、青椒、蔥薑蒜等陽性食物，同時盡量晚上11點前上床睡覺；陰虛體質的人 容易心煩氣躁，養生的重點在保陰潛陽，多去戶外走走，避開逐漸升高的氣溫；瘀滯體質的人，可吃些活血化瘀的食物，如黑豆、油菜、山楂等食物。

春分

春分這個節氣，表示白天黑夜的時間各半，陰陽平衡、溫度適宜，傳統中醫將人體也分為陰陽，腹為陰，背為陽，隨著春天的來臨，人體逐漸感受到大地的陽氣，背部開始發熱，腹部也相對溫暖，所以春分這個陰陽平衡的節氣，走到人體側面的膽經，正好將人體的背部與腹部隔成一半，健康的人若將手置於腰側，應感覺到背熱腹溫，若感覺到背冷而腹溫，表示體質陰盛陽衰、陽氣不足，就要趁這個時候好好調理體內臟腑的陰陽平衡。

平常可按摩「太衝穴」（圖8.1）來疏肝解鬱，位在腳

背第一、二趾的趾縫間，往上約一寸處，是肝經的原穴，也就是肝經元氣停留停止之處，只要把這個穴位打通，肝經氣血就會通暢，對於有精神疾病或是愛生悶氣、憂鬱不快樂的人，都很適合。按摩的方式先以溫水浸泡雙腳約10到15分鐘後，以左手拇指按揉右腳「太衝穴」，力道以產生痠痛感即可，3分鐘後換右手按揉左腳，反覆3到5次，建議在飯後1小時進行。

圖8.1　太衝穴

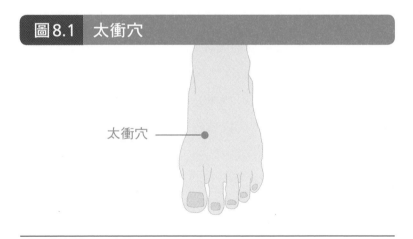

太衝穴

清明

清明節氣，雨水增多、濕氣越來越重，濕度高，容易囤積在體內，這時候 痰濕體質的人 會更不舒服，內濕外

濕聯手,此時的養生就要著重養肝祛濕,多吃綠色時令蔬菜,泡壺花果茶,如玫瑰花、桂花等,取12朵玫瑰花,注入80度的熱水,加點蜂蜜或冰糖,5分鐘後飲用,既可養肝疏氣,還能調節脾氣,非常適合下午情緒躁煩的時候飲用。

穀雨

穀雨時節脾胃活力佳,是養脾的最佳時機,每天按摩「足三里穴」可健脾保健,有助平衡腸胃,「足三里穴」位在小腿前外側,外膝眼下三寸之處(圖4.3),是胃經的合穴,所謂合穴就是全身經脈流注會合的穴位,取穴時採站姿,張開同側手掌,虎口圍住髕骨上外緣,四指直下,食指按在脛骨上,中指指尖間處就是「足三里穴」,按摩時以大拇指在該處按壓或敲打,以有痠脹感、發熱為宜,每次5到10分鐘,可舒緩腸胃相關的問題,也能調節脾胃功能。

夏季調理──暑易傷氣,注意保護體內陽氣

夏季包括立夏、小滿、芒種、夏至、小暑、大暑六個節氣。立夏節氣一到,就代表夏天開始了,《黃帝內經》曰:「夏三月,此謂蕃秀,天地氣交,萬物華實,夜臥早

起，無厭於日，使志無怒，使華英成秀，使氣得泄，若所愛
在外，此夏氣之應，養長之道也。」

立夏

夏天就好比春天翻過一道牆，出現截然不同的氣候及
景致，這時候應該晚一點睡，早一點起，不要因太陽太烈而
不出門，應該趁此多吸收陽光的能量，以適應夏季氣候。

很多人在夏天容易出現心煩意亂、口乾舌燥、睡眠
差、口腔潰爛或大便乾硬的情形，這是因為夏天氣溫高，夏
屬火，火氣通於心，容易心火過旺，加上夏天汗流得多，
中醫認為汗為心之液，汗流過多會損傷心臟的陰液，導致
心陽更旺而出現上火症狀，「夏季食苦、苦味入心、可瀉心
火」，夏天多吃苦味的食物，例如苦瓜，可祛除心火。

小滿

小滿時節，農作物已結果，開始飽滿，但未完全成
熟，所以稱為小滿。此時台灣正進入梅雨季節，代表小滿後
的天氣將變得濕熱，濕邪過盛，人們會感覺體內熱氣及濕氣
散不出去，身體不清爽，東西也容易發霉，所以這時候要特
別注意防濕，脾喜燥惡濕，濕氣重，脾臟運作就更阻塞，所
以 痰濕體質的人 可以吃點辣椒讓身體微微出汗來除濕，

有心血管疾病、胃病、腎臟疾病的患者，可以改吃薏仁、紅豆、芡實等食物來袪濕；陽虛體質的人 要避免情緒失控，適時曬太陽、運動都可以促進體內的陽氣升發。

芒種

芒種時，有芒之穀物如稻、麥等已經結穗，長出細芒，故名「芒種」。此時天氣炎熱，濕氣大增，人體的熱及汗不易排除，特別慵懶、四肢疲倦、有氣無力，可以勤加運動，以利氣血循環。此時也是水果盛產期，而且多為芒果、荔枝等熱性水果，吃多會上火，建議改吃西瓜等偏涼性食物，以平衡體內的燥熱。

陽虛體質的人 可多吃山藥、蓮子、芡實、龍眼肉等食材，陰虛體質的人 可以吃點西洋參、麥冬、百合、蜂蜜等食材，痰濕體質的人 就要多吃陳皮、白朮、茯苓、薏仁等除濕，氣虛體質的人 除了避免熬夜，人參、麥門冬、五味子等藥材皆可補氣、固氣增強體力。

夏至

夏至時，太陽直射北回歸線，這一天北半球的晝最長，夜最短，俗話說「夏至一陰生，冬至一陽生」，在這個陰陽轉換的時節，要特別注意保護體內的陽氣，此時天熱汗

多，人體的陽氣會浮於身體表面，導致內陽太虛，陰陽失調，容易產生疾病，「夏宜酸」，酸有收斂的效果，可多吃些酸性食物如烏梅、山楂、蕃茄、奇異果等食物來預防陽氣耗散，同時止瀉祛濕、健胃消食。

夏至過後的「三伏天」，是外界及人體陽氣最旺盛的時機，中醫根據「冬病夏治」、「天人相應」、「內病外治」等觀念，將屬性偏熱的藥材，貼敷於人體相對應的穴位，稱為「三伏貼」，透過中藥對穴位的熱刺激，達到調整人體陰陽平衡、增強免疫的作用。夏至到來，表示進入颱風季節，「暑易傷氣」，天氣悶熱，人體容易飆汗，可在傍晚或清晨運動，流汗排除體內濕氣，切勿滿身大汗，以免有害身體。

小暑

小暑這個節氣，天氣已經炎熱，還不到最熱的時候，而此時氣溫高、多雨，外界濕氣重，一旦濕邪入侵，脾運化水液的功能被減弱，水濕內停，就會出現水腫、氣悶、困倦等現象，所以夏天有些女生容易水腫就是這個原因，這時候可以按壓小腿後面，「承山穴」位在小腿腓腸肌下（圖8.2），兩肌腹分開下端凹陷處，也就是當我們用力伸直小腿時，在人字紋的凹陷處，這是足太陽膀胱經的重要穴位，也是祛濕大穴，按摩方式可用拇指按住此穴1到2分鐘，感覺

痠脹麻即可，一旦脾陽運化正常，水腫消了，陽氣也提升了。

圖8.2　承山穴

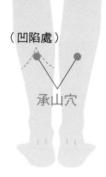

（凹陷處）

承山穴

大暑

　　一年最熱的時節就是大暑，天氣太熱，容易中暑，尤其是陽虛、陰虛、氣虛及痰濕體質的人。中醫認為暑邪易傷津液，夏天毛孔全開，人體的津液跟著毛孔疏泄至體外，氣也跟著津液一起流失，長時間被暑熱所困，水又喝不夠，就容易頭痛、頭暈、胃脹、胃痛、胸悶、噁心想吐，甚至暈倒，西醫稱之為熱衰竭。長時間在戶外工作、運動或有心血管疾病、老年人等，都是中暑的高危險群，多喝水或用濕毛巾、潑水讓皮膚降溫可預防中暑，如果體溫已經超過40度

了，就要泡冷水或冰水讓身體迅速降溫，緊急就醫治療。

　　預防陽暑，中醫會採取清熱、補氣的方式，多吃些涼性的蔬果，如苦瓜、絲瓜、黃瓜、蕃茄、蘆筍、芹菜、西瓜、蘋果、桃子、香蕉等來防暑，但 氣虛體質的人 還要多補氣，人參、黨參都有補氣的效果，而 陰虛體質的人 則是要多吃枸杞子、百合來滋陰，瓜果類的蔬果少吃，可搭配蔥薑蒜來幫助氣血循環； 痰濕體質的人 則要多吃薏仁、綠豆等食物來祛濕，辛味食物可幫助發汗，刮痧也是預防陽暑的方法。

秋季調理——
冷熱之交當心「陰暑」，讓寒邪趁虛而入

　　秋季包括立秋、處暑、白露、秋分、寒露及霜降這六個節氣。管子曰：「秋者，陰氣始下，故萬物收」，意指秋天到，陰氣漸長，陽氣漸收，氣溫開始轉涼，農作物也到了收穫之時，而養生也從夏長，進入到秋收的狀態，要收什麼呢？《黃帝內經》提到「夫四時陰陽者，萬物之根本也。所以聖人春夏養陽，秋冬養陰」，秋冬養生之道就是要收養體內的陰氣，一方面補償夏天的耗損，二方面為冬天儲存體

能，並預防冬病。

《黃帝內經》說「秋三月，此謂容平，天氣以急，地氣以明，早臥早起，與雞俱興，使志安寧，以緩秋刑，收斂神氣，使秋氣平，無外其志，使肺氣清，此秋氣之應，養收之道也」，秋天的養生要早睡早起，保持神志安寧，減緩秋季特有的肅殺之氣對人體的影響。建議10點前就寢、早上6、7點間起床，早臥可以順應陽氣之收斂，早起以舒展胸中的肺氣，飲食上多以滋陰潤肺為原則，多食柔潤之品以養胃生津，預防秋燥。

立秋

秋天是梨子盛產期，立秋吃梨，有解熱、排水、潤燥養陰之效，怕梨子過寒的人，可以蒸熟吃，能除去梨子的寒性，具有滋陰潤肺、潤喉祛痰的作用。立秋表示進入涼爽季節，但夏天並未真正過去，這時天氣白天熱，晚上冷，故有秋老虎之稱，所以在這忽冷忽熱的時候，要特別留意中「陰暑」，因為晝夜溫差大，皮膚腠理開合頻繁，腠理是氣血流通的門戶，是排泄體液的途徑，也是防禦外邪入侵的屏障，如果此時貪喝冷飲或沖冷水澡等，會讓風濕寒邪趁虛而入，導致腹痛腹瀉、全身痠痛、發高燒、噁心，所以體質虛弱的人要特別留意，可以多吃稀飯、豆漿、蘿蔔、蕃茄等養陰的

食物。

立秋到秋分這段時間，中醫視為「長夏」，長夏對應的臟腑為脾，而脾怕濕，如果夏天的濕熱沒有排出，秋天各種病毒傾巢而出，一旦腸胃功能失調，就更加無力抵抗病毒入侵，所以此時要做好養脾健胃以迎接秋冬，**瘀滯體質的人**可多吃黑米、黑豆、四季豆、紅豆、黃豆、黑木耳等食材來健脾祛濕；**陰虛體質的人** 可以吃些冬瓜、黃瓜、蓮藕等清暑化濕，番茄、葡萄、蘋果來養肝健肺。

處暑

處是止的意思，處暑節氣代表暑氣到此為止，儘管暑氣將退，但仍有秋老虎的威脅，所以還是要注意保暖，而平時抵抗力弱、怕冷、體溫不足、手腳常冰冷、臉色蒼白、貧血頭暈、喜喝熱飲的人，可以按摩背部來養生，以雙手指腹沿脊椎兩側膀胱經按壓，中醫認為後背是諸陽之匯，也是督脈循行的位置，平時若後背保健做得好，能去邪氣、治療諸虛勞損、強身健體。

白露

到了白露，氣溫漸涼，濕氣漸少，秋季在五行中屬金，五色為白色，而五臟屬肺，平常有支氣管哮喘病史、過

敏的人要特別小心，因為肺是直接跟外界接觸的臟腑，若肺氣虛，其宣降功能失調時，對於外界刺激如花粉、塵蟎、冷空氣等的耐受力就會下降，容易導致鼻子或氣管過敏。

平常可以做鼻部按摩來刺激鼻部血管，增強鼻部的抵抗能力，首先將舌頭置於上顎，以鼻呼吸，接著用右手食指指腹從鼻樑由上往下沿著鼻根按摩二十次，再沿鼻子周圍按摩二十圈後，再用拇指及食指捏緊鼻翼兩側，鬆開再捏緊，連續二十次，最後將兩手掌搓暖，以右手手掌蓋住鼻子，輕輕拍打二十次，結束後深呼吸十次即可，連續做兩周以上，可以達到預防呼吸道疾病的作用。白露也是中醫幫孩子轉骨的最佳時節，但轉骨方男女有別、體質有別，應該由中醫診脈後量身訂做，搭配飲食、睡眠及運動，才能達到效果。

秋分

秋分後天氣轉涼，寒氣漸重，寒邪侵犯肺部導致涼燥，所以在治療上除了潤燥外，還要吃些溫性食物來預防，白色食物可養肺，梨子、蘿蔔、山藥跟白木耳、豆漿、秋葵、蓮藕、百合都能防治涼燥，秋分過後的燥咳為涼燥，屬寒咳，痰為黃色、舌苔發黃、舌質為紅色，還會伴隨咽喉痛，這時候要吃清肺、止咳化痰的食物，也可藉由按摩「太淵穴」來止咳保健。

　　「太淵穴」（圖8.3）是手太陰肺經的原穴，可以調整肺氣的升降功能，也是中醫把脈的地方，位於手掌後內側橫紋頭動脈中，可以摸到脈搏跳動的地方，按摩時以大拇指指腹垂直掐按穴位1到3分鐘，兩手輪流互按，對於感冒、胸悶逆氣、嘔吐、氣喘、多痰、咽喉腫痛都有效。

圖8.3　太淵穴

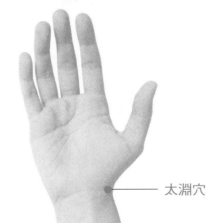

太淵穴

寒露

　　寒露時天氣明顯變得寒意逼人，俗話說：「寒露腳不露。」兩腳距離心臟最遠，最容易感受寒冷的刺激，如果腳

受涼，會影響到呼吸道黏膜的收縮，而冷空氣對呼吸道本來就是一種刺激，所以在寒露一定要嚴防「寒從足生」。尤其是體質虛弱、偏寒的人或 痰濕、瘀滯體質的人 ，血得寒則凝，更要特別留意。

建議睡前可以用熱水泡腳，足部與全身經絡皆有密切關係，熱水泡腳可以促進全身血液循環、調整臟腑功能、增強體質，「熱水洗腳，勝吃補藥」，建議在飯後一小時準備超過腳踝高度的熱水，將雙腳浸泡20分鐘，水溫約在40到50度之間。

霜降

霜降是秋季到冬季的過渡時期，此時露凝結為霜，天氣變冷，是呼吸道疾病的好發期，而且是脾功能旺盛的時期，再加上冷空氣刺激，腸胃蠕動被打亂，胃酸增加，食量大增，都加重了腸胃負擔，所以此時也是胃腸疾病如胃炎、十二指腸潰瘍、胃潰瘍的高峰期，所以霜降的養生重點之一就是調養脾胃。

秋天進補，應選性平的藥材與食物，如枸杞、黨參、白木耳、菇類都很適合，早上喝粥，還能健脾胃、補中氣，霜降時節可多用30公克的芡實粉加一兩白米，煮成粥來喝，有健脾補腎的功效，而溫潤的五穀雜糧可以增強人體對

氣候的適應，也能提高抵抗力。

冬季調理——
冬天養生要養藏，立冬補冬為來年

冬季包括立冬、小雪、大雪、冬至、小寒及大寒這幾個節氣。《黃帝內經》說「冬三月，此謂閉藏，水冰地坼，無擾乎陽，早臥晚起，必待日光，使志若伏若匿，若有私意，若已有得，去寒就溫，無泄皮膚使氣亟奪，此冬氣之應，養藏之道也。」意指冬天是生機潛伏、萬物蟄伏的時節，天寒地凍，人應該要早睡晚起，有陽光照射時再起床，保持精神情緒的安寧，避寒取暖，不要讓皮膚將陽氣泄出，這就是冬天養藏的方法。

冬天對應的臟腑為腎，腎陽為一身陽氣之本，「五臟之陽氣，非此不能發」，一旦腎陽虛弱，則五臟六腑機能衰退，而腎藏精，精是構成人體和維持人體生命活動最基本的物質，所以中醫認為腎為先天之本，**冬天是腎氣最旺的時候，故宜養腎**，而腎對應的五色為黑色，五味為鹹，所以**冬天要多吃些黑色食物**，如黑豆、黑木耳、黑芝麻、黑棗、紫菜等食物來補腎益氣。

立冬

「立冬補冬」，天氣寒冷時進補來增強抵抗力對抗嚴冬，並為來年的春天做好準備，不過久病或脾有濕寒的人反而會出現虛不受補的情況，出現腹脹、腹瀉或噁心想吐的症狀，所以針對體質有不同的補法，氣虛體質的人 要多吃些補氣，如糯米、花生、紅棗、豆漿、紅參、黃耆等具有益氣健脾功能的食材；而 血虛體質 則要補血，動物肝臟、豬肉、海參、黑木耳、桑葚、阿膠、當歸、熟地、何首烏等皆可；而 陽虛體質 則是要補陽，羊肉、蝦、核桃仁、韭菜、枸杞子、杜仲、鹿茸皆可；陰虛體質 就要補陰，滋陰潤燥的食材有銀耳、白菜、梨、沙參、冬蟲夏草等。

小雪

小雪節氣，因為氣溫下降，開始下雪，但雪不夠大，此時陰氣旺盛而陽氣潛藏，中醫認為曬太陽有助陽氣的提升，而人體的脊椎也與二十四節氣相呼應，頸椎第一到三節稱為「風寒關」，「風寒關」是指頸部是最容易感受風寒的部位，在天冷時期，特別容易感受外界低溫，使頸部僵硬，輕則手指麻木，重則影響腦部血液，所以冬天讓背部多曬太陽可以壯陽氣、溫通經脈。

大雪

大雪已到了進補的大好時節，此時進補宜溫補助陽、補腎壯骨、養陰益精，最簡單的補法就是多吃蘿蔔，俗話說「冬吃蘿蔔夏吃薑，不勞醫生開藥方」，為了禦寒養生，古代皇家藥膳首選就是羊肉燉白蘿蔔，白蘿蔔有消積滯、化痰清熱、解毒等功效，所以冬季吃完油膩的肉類再吃生蘿蔔，可解膩、消食順氣，還可補充體內的陽氣，溫暖五臟，尤其適合精神不濟、腸胃消化不良的人食用。

圖8.4　湧泉穴

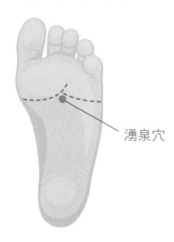

湧泉穴

　　體質燥熱的人在大雪時節可以多按摩「湧泉穴」（圖8.4）來養生，也可以在每天晚上臨睡前，用熱水浸泡雙腳；平時最簡單容易操作的方式是赤腳踩地，緩緩而行，就可以在行走時按摩湧泉穴，達到養生保健的功效，平時虛火亢盛的人，可赤足走路，所謂「天屬陽，地屬陰」，讓湧泉接接地氣而達到養陰的作用，尤其對於腎陰虛的人，使地氣通過腳部進入腎經，能起養腎陰的作用。

冬至

　　冬至這一天，是陰極之至，北半球白天最短，黑夜最長，過了這一天白天逐漸變長，而夜晚慢慢變短，故古時有「冬至一陽生」的說法，代表從冬至開始，陽氣又慢慢回升。陽氣不足的人會明顯感覺到手腳冰冷的情況變嚴重了，中醫說「陽虛則寒」，不要運動過度，以靜制動讓陰氣旺盛；不要熬夜，避免傷陰血。

　　推薦位在後背的「至陽穴」（圖8.5），屬督脈，位在背部正中線，第七胸椎棘突下方，大約是肩胛骨下角的中點位置，按摩方式是手彎到背後，用中指及食指按壓該穴3分鐘即可，「至陽穴」是督脈上陽氣最盛的地方，也是陰陽相交的地方，所以按摩此穴可補陽氣，而我們常說冬天要曬背，也是因為「至陽穴」把自然界的陽氣都吸進身體裡，當然會

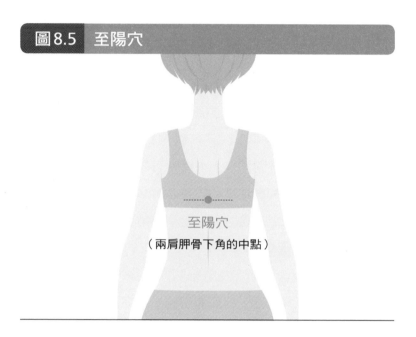

圖8.5　至陽穴

至陽穴
（兩肩胛骨下角的中點）

覺得後背暖洋洋。

　　冬至一定要吃的就是湯圓，也可以藉由湯圓來進補，血虛體質的人 可以加紅豆、桂圓、紅棗來補血養氣，而且還可以補氣色；而 氣虛或血虛體質的人 則可以吃酒釀湯圓，酒釀有活血止痛的功效，能夠促進血液循環、活絡關節經絡；而 痰濕體質的人 則是要吃紅棗茯苓湯圓，能補氣祛濕，但腸胃功能不好的人不宜吃多，畢竟湯圓是用糯米做的，多吃易上火，而且不好消化。

小寒

　　小寒時節好發胃病，平常可吃點粥、牛奶等容易消化的食物來保胃，古人認為「粥飯為世間第一補人之物」，本草綱目記載「粥能益氣、生津、養脾胃、治虛寒」，早上7點到9點為護胃的時間，早上來碗粥可養護胃氣，搭配入腎的黑色食材，兼顧補腎的功用，黑木耳、黑芝麻、黑豆、烏骨雞、香菇、黑米、海帶等都適合用來熬粥。

　　瘀滯體質的人 要慎防寒氣所帶來的關節痛、心血管疾病，因寒邪留滯關節，易帶來關節疼痛，《黃帝內經》：「風、寒、濕三氣雜至，合而為痹也。」何謂痹症？外邪侵襲經絡，氣血閉阻不暢，引起關節、肢體等處出現痠、痛、麻、重及屈伸不利等症狀，可每晚熱水泡腳，疏經活血緩解疼痛，居住環境最好保持通風、乾燥，多吃雞蛋、豆製品、薏仁等好消化祛濕的食物。

大寒

　　大寒時期要預防顏面神經麻痺的發生，一方面因為寒風長時間直吹面部，面部遇冷刺激引起血管痙攣，另一方面是過度疲勞，病毒感冒等使顏面神經腫脹、受損而引起顏面神經麻痺。

此時飲食要慢慢轉為清淡，以迎接春天的到來，可以清淡與重口味一塊吃，讓腸胃慢慢適應飲食的改變，這時可多吃滋補陰氣、疏通氣機以升發陽氣的食物為主，蘿蔔、白菜搭配羊肉、牛肉，以素搭葷的方式為春天的清淡飲食打基礎，虛寒體質的人 不適合多吃白菜，要搭配薑絲一起煮來中和白菜的寒性。陽虛體質的人 可選擇小麥、小米、豆類、海菜等好消化的食物來養腎健胃，也可吃些白菜、芹菜、杏仁等順氣滋潤的食物，睡前泡腳搓腰可補腎氣，將雙手搓熱在後腰處來回按摩、用熱水泡腳，既可禦寒也能促進血液循環。痰濕體質的人 在睡前也可泡腳搓腰來補腎氣、增陽氣，飲食要多吃黑色食物，如紫菜、海帶、墨魚等來補腎氣。

9 飲食與生活習慣的調理

　　《神農本草經》記載:「薏仁別名解蠡,味甘,微寒,主治筋急拘攣,不可屈伸……」,中醫藥書籍經常會出現性味的說明,所謂的「味甘」是中藥或食物的屬性,五味是指酸、苦、甘、辛、鹹五種味道,而微「寒」指的是藥性或食性,包括寒、熱、溫、涼「四氣」,如果這個食物吃了會讓身體發熱,例如辣椒,這個食物的屬性就是熱性;反之,如果某種食物吃了可以讓身體感覺涼爽,例如西瓜,這個食物的屬性就是寒性或涼性,「四氣五味」是中醫針對個人體質,用於治療疾病的基準。

認識四氣：寒熱溫涼

「四氣」反映的是藥物在人體內陰陽盛衰、寒熱變化的作用，舉例來說，乾薑有辛辣感、吃進肚子後會覺得熱氣上升，所以中醫認為乾薑「性熱、味辛」，具有溫中逐寒的效果。一般來說寒涼藥多具清熱、瀉火、解毒、涼血、滋陰等作用，溫熱藥大多具有溫中、助陽、通絡、祛寒的作用，常用來治療寒症。所以腸胃不好的人要多吃平性的食物，少吃太寒或太熱的食物。表9.1列出常見食物及藥物的寒熱屬性。

認識五味：酸苦甘辛鹹

《黃帝內經》：「五穀為養，五果為助，五畜為益，五菜為充，氣味合而服之，以補精益氣。」中醫認為「藥食同源」，有些食物既是藥物也是食物，在有症狀的情況下，用五穀、五果、五畜、五菜根據「酸、苦、甘、辛、鹹」五味的特性來調理，這「五味」入五臟，進入人體後會有不同的反應，見表9.2。

表9.1 常見食物與藥物寒熱屬性表

藥性	食材	中藥材
寒	奇異果、西瓜、苦瓜、柿子、葡萄柚、橘子、蓮霧、菊花、竹筍、笑白筍、地瓜葉、綠豆芽、龍鬚菜、西洋芹、金針菇、蓮藕、螃蟹、蛤蜊、墨魚、螺、章魚、海藻、鴨血、醬油、鹽等	薏仁、南沙參、北沙參、天門冬、麥冬、百合、膨大海、枇杷葉、益母草、紅景天、決明子、蒲公英、黃蓮等
熱	龍眼、荔枝、榴槤、葡萄酒、韭菜、羊肉等	肉桂、花椒、炮薑、附子等
溫	燕麥、甜椒、石榴、櫻桃、菠菜、棗子、楊桃、水蜜桃、核桃、牛肉、豬肝、白帶魚、草魚、雞蛋黃、山蘇、川七、紅糖、黑糖、麥芽糖、紅茶、咖啡、米酒等	生薑、黃耆、山楂、小茴香、紅豆蔻、藿香、獨活、川芎、薑黃、丹參、紅花、何首烏、當歸、杜仲、鎖陽、三七、玫瑰花、茉莉花、桂花等
涼	米、小麥、大麥、蕎麥、梨、白蘿蔔、黃瓜、絲瓜、大陸妹、大頭菜、紅鳳菜、番薯葉、番茄、百香果、豆腐、鴨蛋、香油、茶油等	川貝母、前胡、雞骨草、雞冠花、大薊、木槿花、冰片、西洋參等
平	甘藍、芥藍、高麗菜、萵苣、木耳、杏鮑菇、香菇、木瓜、芭樂、鳳梨、葡萄、酪梨、波羅蜜、火龍果、檸檬、蘋果、菜豆等豆類、馬鈴薯、鵝肉、豬肉、雞蛋、虱目魚、比目魚、秋刀魚、鱈魚、鮭魚、烏賊、魷魚等	麥芽、甘薯、茯苓、玉米鬚、雞屎藤、接骨木、天麻、茯神、靈芝、山藥、黨參、蜂蜜等

表9.2　五味的作用與對應食物

	作用	對應症狀	相關食物
酸	收斂、固澀	體虛多汗、肺虛久咳、遺精遺尿	烏梅、五味子、石榴皮、酸棗仁、佛手柑
苦	清熱瀉火、燥濕堅陰	熱症、火症、便祕、陰虛火旺	荷葉、玄參、黃連、苦參、木通、柴胡、知母、魚腥草
甘	補益和中、調和藥性及緩急止痛	體虛、體痛、虛弱	天門冬、麥冬、銀耳、女貞子、葛根、蘆根、麥芽、羊肉
辛	行氣活血	暈眩、肢體痿麻	韭菜子、桂枝、麻黃、生薑、紫蘇葉、夏枯草、川椒
鹹	瀉下通便、軟堅散結	大便硬結、痰咳、腫瘤、硬塊	馬齒莧、青黛、金沸草、昆布

　　中醫的五味是透過味覺來分類，也可以透過五色來分類，五行「木火土金水」對應五臟，「木為肝、火為心、土為脾、金為肺、水為腎」，而青屬木可養肝、赤屬火可養心、黃屬土可養脾、白屬金可養肺、黑屬水可養腎，飲食如果五色均衡，就可以使臟腑處在一個平衡的狀態。

　　青色食物可提高肝臟功能，幫助排毒，多為深綠色蔬菜，如菠菜、奇異果等；紅色食物有生血、補血、活血、消

炎的作用，如紅蘿蔔、番茄、紅莧菜等；黃色食物可以促進新陳代謝、提升脾氣，如南瓜、地瓜等；白色食物可滋陰養肺，代表食物就是水梨、山藥等；黑色食物可以滋養腎氣、美容黑髮，如紫菜、黑芝麻、黑豆、黑木耳等。

孫思邈在《千金方》提出「順四時而適寒暑」的五味養生法，「春省酸增甘養脾氣，夏省苦增辛養肺氣，長夏省甘增鹹以養腎氣，秋省辛增酸養肝氣，冬省鹹增苦以養心氣」，以治未病的概念養生，為往後的健康預存能量。

表9.3　五臟、五行、五味與五色對應表

五臟	五行	五味	五色	相剋	對應食物
肝	木	酸	青	脾	深綠色蔬菜，如菠菜、奇異果
心	火	苦	赤	肺	紅蘿蔔、番茄、紅莧菜
脾	土	甘	黃	腎	南瓜、地瓜
肺	金	辛	白	肝	水梨、山藥
腎	水	鹹	黑	心	紫菜、黑芝麻、黑豆、黑木耳等

食：飲食不節壽命損，有些習慣很傷胃

　　《管子》云：「飲食節，則身利而壽命益；飲食不節，則形累壽損。」飲食不節是什麼？「過飢過飽或饑飽無常，營養不得補充或損害脾胃，致使氣血虧少，正氣不足而致病」，餓過頭或吃太飽，對於腸胃都是很大的負擔；《醫說》云：「食不欲急，急則損脾，法當熟嚼令細」，狼吞虎嚥讓食物無法好好消化，也會增加脾胃的負擔；過吃「發物」，讓身體的代謝廢物、上火或過敏的舊疾復發，甚至讓新病情加重的食物，也要避免。

　　中醫的「發物」分為四類，一是讓人發熱上火之物，例如：蔥、薑、蒜、辣椒、韭菜、榴槤、燒烤、羊肉等物，這些食物易傷陰液，腸胃不適、有發炎症狀或陰虛體質的人要忌口；二是會令人發冷的食物，例如：瓜果、梨子、生菜沙拉、冬瓜、蘿蔔、鴨肉等，對於怕冷的陽虛、痰濕或瘀滯體質，會損傷陽氣、影響脾胃運化；三是易發濕熱之物，也就是肥甘厚味，例如：酒、冷飲、肥肉、含糖食物、糯米等，會加重脾胃的負擔；四是有活血或散氣升發作用的食物，如肉類、海鮮、香菇、雞蛋等，這類食物容易誘發過敏反應，腸胃不佳、皮膚過敏的人不能多吃。

中醫認為「脾喜燥惡濕」，一旦濕邪犯脾，脾的運化功能就會受阻，當脾無法將津液上輸到肺，由肺濡養五臟六腑、滋潤全身肌膚，或是將多餘的水液下輸至小腸、膀胱排出體外，就會導致水濕內停。這個脾「運化水濕」的功能受影響，臟腑會無所養，導致「百病皆由脾胃衰而生也」。

表9.4　發物食物分類與體質對應表

	代表食物	忌口對象體質
發熱上火之物	蔥、薑、蒜、辣椒、韭菜、榴槤、燒烤、羊肉	腸胃不適、有發炎症狀或陰虛體質的人
令人發冷的食物	瓜果、梨子、生菜沙拉、冬瓜、蘿蔔、鴨肉	陽虛、痰濕或瘀滯體質
易發濕熱之物	酒、冷飲、肥肉、含糖食物、糯米	加重脾胃的負擔
有活血或散氣升發作用的食物	肉類、海鮮、香菇、雞蛋	腸胃不佳、皮膚過敏的人

衣：
時髦也要養生，這些部位慎防著涼傷腸胃

　　中醫認為人之所以會生病，是因為外感六邪所致，外感六邪包括風、寒、暑、濕、燥、火，以氣候而言，春季多風病、夏季多暑病、長夏多濕病、秋季多燥、冬季多寒病，外在氣候及外感六邪經常會同時侵犯人體，譬如說風寒感冒、風濕病等，六邪會經由口鼻、皮膚入侵體內，當病邪積聚日久，會轉化為內火或內熱，使臟腑功能失常，導致疾病產生。

　　脾的特性，喜燥惡濕，同時也非常怕寒，一旦寒邪停留在脾，就容易有胃腹冷痛、腹瀉的症狀出現，如果「愛美不怕流鼻水」，在冷天穿露臍裝、熱褲、露趾涼鞋等，很容易導致寒氣入侵體內，建議脾胃不佳的人，要減少衣物時有幾個原則：一是「寒從腳起」，內踝上四指之內都要保暖，所以長馬靴是不錯的選擇；二是「頭為諸陽之匯」，天冷時可以加一頂帽子保暖；三是保護好脖子後面的大椎穴，所以絲巾或圍巾也是很好的配件。此時，各位讀者腦中是否浮現了奧黛麗赫本的經典穿著？是的，這樣聰明養生又時髦的穿法，應該多多推廣，而且經典永遠不會退流行。

住：愛躺地板住地下室，濕寒交迫傷脾胃

　　濕分內濕及外濕，居住環境的濕也是會造成體內濕氣過重的原因之一。有人喜歡住山邊、河邊，風景優美，但濕氣重；有人住在地下室，天天不見天日；或是長期在水中工作；或是覺得自己住的地方不潮濕，但家裡常有壁癌或衣物常發霉，這些都是濕氣重的表現，房子濕氣重，有時連抱枕拿起來都感覺沉重，這種四肢沉重的感覺，表示身體受到外在濕氣影響，水濕排不掉，所以會有肢體痠痛、經脈拘急或痙攣、關節腫痛等症狀，建議有機會要多曬太陽，排除體內的寒氣及濕氣。

行：久坐是慢性自殺，從腦到骨都有傷

　　《黃帝內經・素問》云：「久視傷血、久臥傷氣、久坐傷肉、久立傷骨、久行傷筋」，過動與不動皆會傷身，中醫講「五勞傷身」，過動會損傷筋、傷骨、傷血，而過於安逸則會傷氣、傷肉，而久坐除了傷肉，根據統計，**久坐一小時還會減少壽命 22 分鐘**。根據美國流行病學的期刊研究指

出，每天坐超過六小時以上，會提高癌症、心臟病、糖尿病、腎臟病、慢性阻塞性肺病、肝病、消化性潰瘍或其他消化疾病、帕金森氏症、阿茲海默症、神經失調、肌肉骨骼相關疾病、自殺等疾病的致病風險。

《素問・痿論》：「脾主身之肌肉」，脾為人體氣血津液之源，如果脾胃好，五臟六腑及四肢百骸都得以溫養，所以肌肉豐盈、四肢健壯；如果脾虛則四肢不用，「久坐傷肉」，指的是久坐會傷脾，久坐讓氣血循環不通暢，腸胃功能失調，導致水穀精微無法消化、吸收，造成肥胖或營養不良，而且會覺得全身無力、容易疲倦，再加上脾運化功能失調，體內的廢物及毒素無法代謝，長期停滯在臟腑中，就會衍生出各種疾病。所以，起來動一動，養成每天固定運動的習慣，不但可以保養腸胃，也能讓身體更健康。

育：「睡到自然醒」反而傷身，
謹守睡眠法則才養生

古代的四大樂事是「久旱逢甘霖，他鄉遇故知，洞房花燭夜，金榜題名時」，現代人的人生樂事是什麼？雖然說法不一，但不約而同地都有一個「睡到自然醒」。根據統

計，台灣約有四百萬人有睡眠障礙的問題，一成的上班族有慢性失眠的困擾，睡到自然醒對現代人似乎是不可能的事，不過，從中醫觀點來看，睡到自然醒其實反而傷身。

《黃帝內經》的四季養生法裡提到睡眠的內容很多，「春三月，此謂發陳……夜臥早起，廣步於庭」、「夏三月，此謂蕃秀……夜臥早起，無厭於日」、「秋三月，此謂容平……早臥早起，與雞俱興」、「冬三月，此謂閉藏……早臥晚起，必待日光」，中醫認為順四時陰陽才是養生之道，所謂的天人合一就是這個道理，所以春天跟夏天應該要晚睡早起、秋天要早睡早起、而冬天要早睡晚起，跟著季節、天氣陰陽的變化來改變自己的生活作息，但現代人因為工作壓力大常熬夜、早起趕上班或晚睡晚起，睡到中午等行為，其實違背了《黃帝內經》的建議，「從陰陽則生，逆之則死」，長期睡不好，容易出現免疫力低下、肥胖、糖尿病、心臟病、憂鬱症、學習力降低、精神不濟、易怒、厭食噯氣、頭暈目眩、腹瀉便溏等症狀，而中醫還認為「胃不和臥不安」，**腸胃不好的人，通常睡眠品質也不佳。**

到底該怎麼睡比較好？晚睡多晚？早起要與雞俱興嗎？當然不是，以現代人的生活方式也辦不到。從中醫「子午流注學說」來看，一天之中人體體內氣血運行的對應時刻，晚上 11 點到 1 點是膽經活躍的時間，這時候進入睡覺

狀態，膽汁得以順利分泌幫助消化，而且可養陽氣；而1到3點是肝經活躍的時間，肝臟能否順利排毒、養肝血就靠這段時間的深睡，所以如果拖到1點過後才睡，隔天就容易產生緊張、易怒等情緒；3到5點是肺經排毒的時間，如果過了3點才睡，長痘痘、火氣大、便祕就易上身，而西醫也建議12點前睡，有助生長激素及褪黑激素的分泌，可以幫助身體修復，所以晚上11點到5點是睡覺的黃金時間。

　　早上起床時間呢？最早不要早於5點，最晚不要晚於7點，5點到7點是大腸經運行的時間，最好起床排便讓大腸得以排毒；7點到9點是胃經運行的時間，這時候吃對的早餐有助腸胃運作；因此，想睡到自然醒，就早點上床睡覺，身體的節律時鐘就可以睡到自然醒囉！

樂：「過用」致病，過激過勞傷的不只是肝

　　中醫有一句話叫「五勞七傷」，五勞就是前面提到的「久視傷血、久臥傷氣、久坐傷肉、久立傷骨、久行傷筋」，而七傷為「大飽傷脾、怒氣傷肝、強力舉重或久坐濕地傷腎、寒飲傷肺、憂愁傷心、風雨寒暑傷形、恐懼不節傷志」，五勞七傷泛指勞損傷身的致病因素，勞損就是過度

圖9.1　生理時鐘

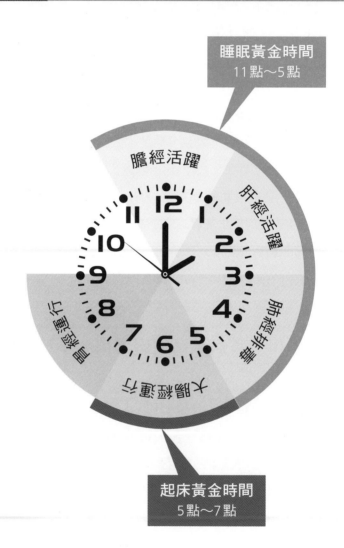

勞累所造成的身體損傷。《素問‧經脈別論》說：「故春秋冬夏，四時陰陽，生病起於過用，此為常也」，這也告訴我們，人生病的原因，就是因為「過用」，超過了身體所能負荷的狀態，包含了大飽、怒氣、久坐、過勞等都算是過用。大飽是指飲食無度、暴飲暴食，久坐會傷肉，這部分大家應該已經理解，至於過勞及怒氣，是因為會傷肝傷腸胃。

《脾胃論》：「勞倦則脾先病，不能為胃行氣而後病。其所生病之先後雖異，所受邪則一也」，當一個人過度使用腦力或是體力，中氣受損，脾先生病，無法輸送水穀精微，胃就跟著生病，所以腸胃功能出現問題，導致厭食、胃部垂墜感、胸悶氣短、疲乏無力等症狀，久而久之，其他臟腑得不到營養，也跟著生病。西醫也認為，過勞是腦心血管疾病的危險因子，一些疾病如腦出血、腦梗塞、心肌梗塞、急性心臟病衰竭、主動脈剝離、心因性猝死等都與過勞相關，所以建議盡量不要超時工作，或犧牲睡眠熬夜加班。

在情緒方面，我們常說生理影響心理，心理也會影響生理，身體跟心理是相互影響的，如果一個人久病不癒，很容易引發憂鬱症；如果一個人有情緒障礙，也會自覺身體出現大小毛病，甚至找不出病因。中醫說內傷七情，七情是指喜、怒、憂、思、悲、恐、驚，情緒會損傷內在臟腑，當一個人的情緒失調，引起體內陰陽失衡，氣血經脈流動失常，

最後就會導致臟腑功能失調。

《黃帝內經·素問》將七情總括為五氣:「人有五臟生五氣,以生喜怒悲憂恐」,喜傷心、怒傷肝、思傷脾、憂傷肺、恐傷腎,各種情緒影響的臟腑都有所不同,如思慮過重或過度擔憂的人會影響脾胃,使脾氣無法順暢,易有疲倦、嗜睡及注意力不集中、腹瀉、腹脹、沒有食欲等症狀。

各臟腑之間相互影響,長期「怒氣傷肝」也會影響腸胃消化功能,「木能疏土而脾滯行」,肝主疏泄,分泌膽汁幫助腸胃消化,而脾得肝的疏泄,運化才得以順暢;脾氣健運,才能將水穀精微輸送給肝,滋養肝臟及其他臟腑;肝負責藏血,肝血需靠脾之化生,脾運化失常,肝血不足,無法正常疏泄,氣血無法順暢,導致氣滯血瘀,容易噁心、想吐、胃脹胃痛、胸悶,而肝藏血、腎藏精,如果肝疏泄失調,女生的月經跟男生的生殖系統也都會跟著受影響,所以當情緒波動大,牽一髮而動全身,有健康的情緒,才有健康的身體。

第三篇

常見胃腸症狀
的因應策略

10 脹氣

「肚子餓了咕嚕咕嚕叫，全身無力不能跳」聽到這首歌，五六年級生應該還有點印象，為什麼肚子餓了會咕嚕咕嚕叫呢？這在中醫稱為腸鳴，又稱腹鳴，指腸動有聲，飢餓的時候，胃酸分泌刺激到腸管，導致腸蠕動增加，就會發出咕嚕咕嚕的聲音，所以聽到聲音就表示該進食、餓過頭了。

但如果不餓時也聽到聲音呢？那是因為腸胃蠕動時，腸管內的氣體跟液體隨之起舞，聲音大可能是腸道內空氣過多，一般來說腸鳴是正常生理現象，沒有腸鳴可能是腸道麻木，嚴重可能造成腸道破裂。而腸道為何空氣會變多？通常是因為吃進會脹氣的食物、吃太快或吃太飽或腸道壞菌多，這時除了腸鳴外，也會放屁；另外便祕、腸胃炎、腸躁症的患者也會有腹鳴的現象，但如果腸胃炎伴有肚子熱、痛、腹瀉等症狀，腸鳴每分鐘高達20次以上，就可能是腸胃出問

題了。

　　中醫認為腸鳴跟脾、腎、胃、肝、大腸皆有關。脾腎虛者因久病、房事過勞或用寒涼藥物傷及陽氣，使大腸傳導功能出問題，故出現腸鳴；脾胃虛者因過勞或飲食不節損傷脾胃，腹鳴腹瀉、少腹墜脹、脫肛、子宮脫垂都是其症狀；夏季暑濕也傷脾胃，一樣有腸鳴腹瀉，但瀉後不爽、肛門有灼熱感、大便其臭無比；若是脾虛者多因過食生冷或肥甘厚味傷脾成寒濕或痰濕，寒濕體質形寒肢冷、嘔吐、大便稀薄，痰濕體質腸鳴漉漉、乾嘔欲吐、胃氣往上走；而七情所傷造成的肝脾不和，情緒越起伏，腸鳴越嚴重，伴有腹痛，痛極則瀉，瀉後依然腹痛。所以腸鳴的同時，注意隨之而來的症狀，才能找出病因。

不只肚子餓會叫，腸鳴跟脹氣也有關

　　脹氣原因 →吃進糯米、地瓜、馬鈴薯、花椰菜、韭菜、蘋果、麵包、油炸物、豆類或含氣飲料；久坐不動、暴飲暴食、便祕、腫瘤壓迫、腸躁症、糖尿病、胃食道逆流、胃潰瘍、寄生蟲感染或藥物，以及鼻子過敏或需要用嘴呼吸的人，容易吸入過多空氣。

脹氣類型 →中醫稱胃脹氣為「心下痞」，分為實證及虛證兩種，實證又分為壓力大、久坐不動的氣滯型；飯後脹氣明顯的食滯型；腹脹兼長時間胃痛的血瘀型；胃有灼熱感的燥熱型四種，實證型多因生活習慣不良所引起，與虛證型最大差異在於實證型患者多在肚子飽的時候出現胃脹現象，而且按壓腹部會覺得不舒服，虛證型多在餓的時候發生，按壓後會覺得舒服。

脹氣處理 →按壓位在下腹部正中線臍中下3寸處的「關元穴」（圖10.1），關元穴是一身元氣之所在，專治各種虛證，對產氣過多的虛證型腹脹極為有效。或是飯後散步10分鐘，也是刺激腸胃蠕動，改善脹氣的方法。

圖 10.1　關元穴

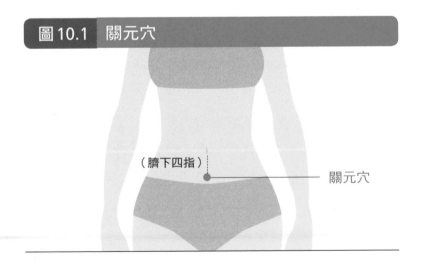

（臍下四指）

關元穴

11 胃痛與腹痛

　　《壽世保元》曰：「胃脘痛者，多是縱恣口腹，喜好辛酸，恣飲熱酒煎煿，復食寒涼生冷，朝傷暮損，日積月深」，胃脘痛指的就是胃痛，脾胃最怕生冷食物或環境太冷、最怕飽一頓餓一頓、最怕過度勞累、也怕愛生氣，只要遇到這幾項，脾胃就會出問題。因為上班太勞累，下班後大吃一頓，來犒賞自己的胃，是很多人習慣做的事情，也因此腸胃總是不舒服。有句話說，十人九胃痛，胃痛似乎已經變成日常，似乎忍一下就好，有些嚴格律己的人甚至覺得胃痛是意志軟弱的象徵，但，胃痛真有這麼簡單嗎？

不是所有肚子痛都是胃痛！
認識五種常見胃痛

並不是所有的肚子痛都是胃痛，胃痛的定義是指上腹部靠近心窩處的疼痛，臨床上可以分為五種，包括胃悶痛、灼熱痛、胃脹痛、食積痛、胃冷痛等。

胃悶痛 →在中醫屬於腸胃虛寒型，典型的表現是飢餓時疼痛明顯，吃東西後就覺得好一點，如果按壓痛點會感覺比較舒服，嘔吐物多為清水，經常吃不下，沒有食欲。

灼熱痛 →在中醫屬於胃陰虛型，典型的表現是口乾舌燥、乾嘔、打嗝、反胃、大便乾硬等。

胃脹痛 →在中醫屬於肝氣鬱結型，典型的表現是胸悶痞塞，意思是胸腹間的氣機阻塞，導致胃痛時連腋下都覺得痛，同時如果長期肝鬱氣滯，加上吃了太多肥甘厚味的食物，使得體內過熱，這個時候胃灼熱感會更加劇、發作時來得又快又急，同時越按摩越痛，會感覺火燒心、泛胃酸、呼吸急喘、煩躁易怒等。

食積痛 →在中醫屬於飲食積滯型，典型的表現是疼痛處按了更痛，只要聞到食物的味道就噁心想吐，吐過後胃痛的症狀會緩解，原因多是因為暴飲暴食，或是腸胃有氣滯瘀

表11.1　胃痛的五種類型

	類型	中醫分型	症狀
胃痛：上腹部靠近心窩處的疼痛	**胃悶痛**	腸胃虛寒型	飢餓時疼痛明顯，吃東西後就覺得好一點
	灼熱痛	胃陰虛型	口乾舌燥、乾嘔、打嗝、反胃、大便乾硬
	胃脹痛	肝氣鬱結型	胸腹間氣機阻塞，胃痛時連腋下都痛，越按摩越痛，感覺火燒心、泛胃酸
	食積痛	飲食積滯型	疼痛處按了更痛，聞到食物的味道就噁心想吐，吐過後胃痛症狀會緩解
	胃冷痛	脾胃陽虛型	胃絞痛外，惡寒、口吐白沫

血，導致這種刀割針刺般的胃痛，有時還會吐血或解黑便。

　　胃冷痛 →在中醫屬於脾胃陽虛型，典型的表現是胃絞痛外，惡寒、口吐白沫等，原因多是外寒入侵或喜歡生食的飲食習慣。

　　所以下次覺得胃痛時，不妨先觀察日常的飲食習慣，試著判斷出自己的疼痛類型，如果已經做了飲食習慣的調整，還是無法改善，同時還出現空腹胃痛、食欲不振，體重

減輕等症狀，請記得先到醫院檢查，排除腫瘤或其他疾病的可能性。

弄清腹痛位置，對應不同疾病

有時候腹痛、腹脹、打嗝、噁心或想吐，排便後症狀就緩解了，這多屬飲食不慎所導致，常發生在大吃大喝之後，很多人胃痛腹痛搞不清，再加上疼痛部位還會轉移，讓人實在無所適從。

中醫的腹痛指的是「胃脘以下，恥骨毛際以上」，之所以會產生腹痛，多跟飲食不節、情志內傷、瘀血內阻、氣血不足或外邪入侵有關，因為腹部內臟器官眾多，又有多條經脈運行，所以只要臟腑經絡失養，都有可能產生腹痛，我們根據腹痛的位置，可以對應出不同的疾病。

西醫將肚子分為六大塊，以肚臍為中心，把整個肚子區分為右上腹、上腹、左上腹、右下腹、下腹、左下腹六大塊。

上腹痛 →一般常見的胃痛，大部分和胃潰瘍或胃部疾病有關，有時候急性胰臟炎跟心肌梗塞也會導致，胃潰瘍患者的腹痛多發生在用餐後。

圖 11.1　腹部分區

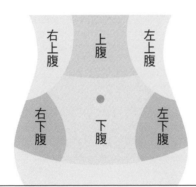

右上腹　上腹　左上腹

右下腹　下腹　左下腹

右上腹痛 →跟肝、膽有關，有可能是膽囊發炎或膽結石等。

左上腹痛 →可能是脾臟出了問題，例如脾臟腫大或感染。

左、右下腹痛 →跟腎臟相關，可能是腎結石、腎盂腎炎或是大腸憩室炎、疝氣等，右下腹痛還有可能是卵巢囊腫或急性闌尾炎引起。

下腹痛 →下腹指的是恥骨上方的部位，裡面的臟器為子宮及膀胱，所以急性膀胱炎或子宮肌瘤的疼痛等都屬下腹痛。臨床上，女生朋友經常會有的經痛問題，就是典型的下腹痛，如果是悶悶的痛，表示氣血不足；如果是絞痛、冒冷

汗，可能是壓力過大或過度疲勞了；如果下腹感覺冷痛、受寒，同時飲食習慣是愛吃冰冷的食物等，可能是下腹虛冷、所以這種情況下，如果想遠離痛經，適時紓壓、喝熱飲等都是不錯的方法，如果經期過了，還是持續經痛，就要懷疑是不是有其他潛在的問題，例如子宮內膜異位等。

腹痛的不同型態與緩解方式

中醫看腹痛，除了看疼痛部位外，也會依照疼痛的症狀來判斷。

腹脹痛（暴飲暴食型腹痛）→多半表現型態為腹部脹痛、口中有酸氣、想拉肚子，拉完疼痛感立減，大便其臭無比，這時候消食導滯即可緩解。

腹冷痛（急性腹痛）→突然發生、越冷越痛、手腳冰冷，則為寒邪內阻，這時候喝一碗生薑紫蘇茶即可。

腹熱痛（濕熱積滯型腹痛）→遇冷較不痛、遇熱痛得更嚴重，胸悶煩躁，喜歡喝冷飲、大便祕結或大不乾淨，這時就要通腑泄熱，導出體內的濕熱才行，所以一碗清涼的綠豆湯是潤腸通便、排出體內毒素的解藥。

表 11.2　腹痛的六種類型

	類型	中醫分型	症狀
腹痛：胃脘以下，恥骨毛際以上的疼痛	腹脹痛	飲食停滯型	腹部脹痛，口中有酸氣、想拉肚子，拉完疼痛感立減，大便其臭無比
	腹冷痛	寒邪內阻型	突然間的急性腹痛、越冷越痛、手腳冰冷
	腹熱痛	濕熱積滯型	遇熱則腹痛得更嚴重，胸悶煩躁，喜歡喝冷飲、大便祕結或大不乾淨
	腹悶痛	肝氣鬱滯型	越煩燥越痛、嘆氣後感覺好一點、有時候還會連脇下都痛
	腹虛痛	脾虛臟寒型	綿綿痛，痛時喜揉按熱敷，疲勞痛加劇，吃飽或休息症狀減輕，臉色差、四肢冰、食欲差
	腹刺痛	瘀血停滯型	腹痛是如錐如刺，痛點固定不給按、經久不癒

腹悶痛（肝氣鬱滯型腹痛）→越煩燥越痛、嘆氣後感覺好一點，有時候還會連脇下都痛，如《證治匯補·腹痛》所言「暴觸怒氣，則兩脅先痛而後入腹」，要先舒肝解鬱才能止痛，這時候來一杯舒緩心情的薰衣草茶或洋甘菊玫瑰茶

飲，都是很好的選擇。

　　 腹虛痛（綿綿型腹痛） →痛的時候喜歡揉按，喜歡熱敷，疲勞時疼痛加劇，吃飽後或休息過後症狀會減輕，臉色差、四肢冰冷、食欲也差，屬中虛臟寒，需溫中補虛。

　　 腹刺痛（錐刺型腹痛） →痛點固定不給按、經久不癒，《血證論・瘀血》有云：「瘀血在中焦，則腹痛脅痛；瘀血在下焦，則季脅（側胸第11、12軟骨）、少腹脹滿刺痛，大便色黑」，腹部手術或跌仆損傷的病人，多屬此證型，以活血化瘀來止痛。

　　要注意的是腹痛外，若還伴隨其他器官痛，譬如說除了上腹痛外，左胸及上臂內側也會痛，可能就是心肌梗塞，這種轉移痛最容易被忽略，所以要特別謹慎。

12 胃痙攣、反胃及消化不良

令人痛到冒冷汗的胃痙攣

　　胃可說是情緒性的器官，只要情緒起伏、壓力過大或作息改變，胃就會發出警訊，告訴主人要調整一下，胃痙攣就是其中一個徵兆，胃痙攣就是俗稱的胃抽筋，發作起來很像胃絞痛，但可能還會伴隨冒冷汗、噁心、嘔吐、脹氣、腹瀉、腹鳴、放屁、不尋常的陰道出血等症狀，有時候幾分鐘就沒事，也可能持續幾天或周期性地發生，如果出現血便或黑便、吐血、意識改變、皮膚或眼白變黃及嚴重腹痛等狀況，就要緊急送醫。

　　為什麼會發生胃痙攣？就中醫的觀點來看，腸胃虛弱、肝氣鬱結、飲食不節都是成因，喜食肥甘厚味、飲酒、

抽菸、辛辣、生冷或是過餐不食，都會刺激胃酸分泌引發抽筋，而情志不遂，使得肝氣鬱結致肝胃不和，肝失疏泄、胃失和降也會引起胃痙攣；除此之外，高血壓藥、止痛藥也會影響腸胃功能，無形中增加抽筋的可能，部分疾病也會造成胃部出現不正常的收縮或疼痛感，如：食物中毒、腸胃炎、胃潰瘍、腸躁症、腸阻塞、便祕、膽結石、肝硬化、卵巢囊腫、經痛、泌尿道感染等。胃痙攣發生的位置可能在胃，也有可能在整個腹部或下腹部，所以還是要看伴隨的症狀及持續的時間，來判斷是否要就醫。

反胃、嘔吐、噎膈——從吐的方式找病因

古代醫書《扁鵲心書・嘔吐反胃》提到「凡飲食失節，冷物傷脾，胃雖納受而脾不能運，故作吐……若傷之最重，再兼六欲七情有損者，則飲蓄於中焦，令人朝食暮吐，名曰翻胃，乃脾氣太虛，不能健運也。」翻胃就是現今所謂的反胃，又稱胃反，意指穀食入胃，停而不化，朝食暮吐或暮食朝吐或食入一、二時而吐，反胃多因飲食、寒邪、思慮鬱怒等長久累積的不良習慣傷及脾胃，以致胃無法消化水穀，最後成了反胃。

中醫將反胃分成四種證型，第一種脾胃虛寒型跟第二種胃中積熱型，都是食後胃腹脹滿，朝食暮吐或暮食朝吐，吐出不消化的食物，兩者差異在於脾胃虛寒者大便溏少、面色蒼白，而胃中積熱者便祕、小便黃且少、面紅舌紅。第三種是痰濁阻胃型，吐白沫、眩暈、大便不爽、上腹或有積塊；第四種是血瘀積結型，口吐黃沫或褐色濁液，甚者吐血便血、大便結滯不爽。

有時候反胃想吐不一定都跟腸胃不適有關，慢性咽喉炎、鼻竇炎、懷孕或女生月經來之前也會有想吐的感覺。

中醫看反胃，會分辨其是否為嘔吐或噎膈，嘔吐與反胃的不同在於反胃者食後或吐前胃部脹滿，吐後轉舒，但嘔吐者不一定會脹滿，嘔吐量也不一定很多。胃氣不降，食物上逆，稱之為嘔吐，《景岳全書‧嘔吐》：「嘔吐一證，最當詳辨虛實。」實證多因風寒暑濕等外邪、飲食、情志等原因發生嘔吐，嘔吐物多酸腐臭，量多如噴；虛證嘔吐則因腸胃虛弱、胃陰不足或病後所致，嘔吐物少且嘔吐無力。

另外一種跟反胃很像的症狀是噎膈，反胃是食物已經進到胃，胃無法發揮消化的功能，經過一段時間後將食物吐出；噎膈是食道乾澀，食道、賁門狹窄致咽下食物阻塞不順，也就是食物尚未進到胃，就已經吐出，類似成語的「食不下咽」一詞。《景岳全書‧噎膈》有云：「噎膈一證，必

以憂愁思慮，積勞積鬱，或酒色過度，損傷而成」，可見噎膈的病因與七情六欲、勞累、酒濕厚味皆有關，另外年老腎虛者，食道失養、津液枯槁，也好發此症。

「食積」容易導致消化不良

消化不良在中醫稱之為「食積」，食滯不消，日久成積，《雜病源流犀燭·積聚症瘕痃癖痞源流》提到「食積，食物不能消化，成積痞悶也」，由此可知，消化不良多與進食有關，突然攝取過多食物或進食太快都會造成消化不良，但如果是脾胃虛弱者，正常的飲食速度或食量，依然會產生食積。

中醫分有九積——酒積、氣積、涎積、痰積、癖積、水積、血積、肉積及食積等九積，食積是其中之一，酒喝太多、肉吃太多、水喝太多都會導致積病，若食積日久，傷及脾胃，胃無法腐熟水穀、脾無法運化水穀，復又生積，脾胃因積致虛，就會有腹脹、腹痛、食欲不振、腹瀉、便祕、胃酸增加、夜間發熱、清晨常咳嗽或咳嗽吐痰有甜味、氣喘、失眠、皮膚過敏等症狀。

13 胃食道逆流

　　胃酸是由胃腺排出的一種消化液，具有殺菌、幫助消化食物的功能，分泌量受食物影響最大，過多的胃酸會引發胃痙攣、腸鳴、消化不良，如果胃酸過多還往上逆，跑到了食道，就會變成胃食道逆流、巴瑞特氏食道，再嚴重就會演變成食道腺癌，因為食道不耐酸，當胃酸跑到食道時，食道就會出現灼熱感，這就是俗稱的火燒心，通常在進食後會很明顯，很多病人會在半夜被嗆醒，就是因為胃酸在入睡幾個小時後會達到高峰，胃酸逆流沖到食道、口腔，所以建議睡覺時將枕頭墊高，可避免被嗆醒。

　　根據國民健康署統計資料顯示，台灣有四分之一人口罹患胃食道逆流，不同嚴重程度的胃食道逆流，症狀也不同，輕微的胃食道逆流會有慢性咳嗽、喉嚨沙啞、胸悶等症狀；一般常聽到的火燒心、胸口灼熱感和胃酸逆流，算是屬

於較嚴重的表現。

　　現代人壓力大，飲食不規律、暴飲暴食、愛吃宵夜或情緒緊繃等因素，都會使消化機能變差，降低胃排空的速度，一旦胃酸分泌過多卻停留在胃裡，便會隨著腹壓上升，向上擠壓，導致胃食道逆流，也是近來胃食道逆流患者增多的原因，其他還有因賁門鬆弛的問題，屬於比較複雜的類型。

　　從中醫觀點，胃食道逆流症有「泛酸」、「吞酸」、「噫酸」等，因不同的體質與臨床表現而有不同的辨證分型，常見的有「胃火熾盛」、「肝氣泛胃」、「飲食積滯」、「寒濕內阻」等，共同的症狀有噁心、反胃，咽乾卡痰感。

胃食道逆流的四種型態

　　胃火熾盛型 →多因常吃過量燥熱的食物水果造成，如：薑、蒜、胡椒、辣椒、龍眼、荔枝、堅果類等，臨床表現有：口乾、舌燥、舌破、偶便祕、大便不暢及胸口灼熱等，建議的治療以「清胃降火」為主，如清胃散、甘露飲、半夏瀉心湯、天花粉等。

　　肝氣泛胃型 →多是因為煩躁易怒、情緒低落、睡眠不

足造成，臨床表現有：胸部煩悶、食欲起伏、淺眠多夢等問題，建議的治療以「疏肝理氣」、「清心安神」為主，如龍膽瀉肝湯、柴胡疏肝散、加味逍遙散、清心蓮子飲、酸棗仁湯等。

飲食積滯型 →因飲食過量或不潔、缺乏活動造成，臨床表現有：胸悶、腹脹、便祕偶腹瀉、消化不良等，建議的治療方式以「健脾和胃」、「消食化積」為主，如平胃散、保和丸、霍香正氣散、山楂等。

寒濕內阻型 →因過食生冷、冰涼的食物造成，臨床上經常會有大便稀軟、解不乾淨的感覺，建議的治療以「溫化寒濕」為主，常用理中湯、香砂六君子湯等，平常可以多吃薑，注意飲食習慣，調整生活步調及掌控好情緒，才能真正擺脫胃食道逆流的困擾！

胃食道逆流的舒緩與調理

中醫認為，胃食道逆流主要是「飲食不節」和「肝氣鬱結」所致。

「飲食不節」是指長期飲食不正常，導致消化功能不好，形成中醫所說的「脾胃氣虛」，想要改善胃食道逆流，

就要從「脾胃」進行調理；臨床上會給予補中益氣、健脾養胃的中藥。

「肝氣鬱結」則是情緒影響肝氣，是指長期過度緊張、心情焦慮、壓力過大，影響自律神經系統，不完全只是腸胃問題，此時會酌加疏肝解鬱的中藥，對於放鬆心情頗有助益。

胃食道逆流不只影響睡眠、呼吸，甚至降低工作效率與生活品質，平時可多按壓手腕的內側的「內關穴」（圖13.1）；外膝眼下三寸脛骨脊旁開一寸的「足三里穴」（圖4.3）；距離肚臍四指位置的「中脘穴」（圖4.2）；以及腳拇趾與腳食趾指縫交界點，往上兩橫指的「太衝穴」（圖8.1），常按這四個穴道可以強化胃部健康，改善胃食道逆流症狀。

圖13.1　內關穴

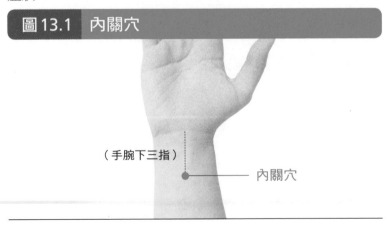

（手腕下三指）

內關穴

14 消化性潰瘍

　　消化性潰瘍是台灣極常見的疾病，約10％人口患有消化性潰瘍，尤其是十二指腸潰瘍。就年齡層來說，十二指腸潰瘍的年齡層較年輕，約在20到40歲左右；胃潰瘍的年齡層則較年長，約在40到60歲，不過幾乎所有的年齡層都有可能發生。

認識胃潰瘍與十二指腸潰瘍

　　從中醫的觀點來看，胃潰瘍屬於「胃脘痛」、「嘈雜」、「吞酸」等範疇。病位在胃，與肝脾關係密切。本質為虛，因虛致病，起病緩慢，反覆發作。常因飲食、情志、勞倦所誘發。個性急躁、做事急、吃飯快、容易緊張的人最容易

有胃潰瘍的困擾，因為肝火內鬱導致肝氣犯胃，影響胃的功能；喜歡吃辛辣或油膩燒烤與甜食、三餐不定時的人，腸胃吸收、消化功能變差，也容易出現胃潰瘍；天生腸胃功能較差、長期便祕或是過度肥胖的人，也都為胃潰瘍的好發族群。

至於十二指腸潰瘍，其實與胃潰瘍之間很難分辨，典型的症狀都是以上腹部疼痛最為明顯，患者多半會說出「上腹部被火燒一般的痛」、「像被針插進胃裡或磨絞的感覺」以及「像被大石頭壓住腹部或悶痛的感覺」。

唯一比較不同的是，胃潰瘍大多是在吃飽飯之後才發作，也就是所謂的「飽痛」，同時會有胸部燒灼感和噁心感；十二指腸潰瘍則通常吃過飯後就會改善，飢餓的時候又開始發作，也就是「餓痛」，有些人甚至會在半夜痛醒，同時也會有胸部燒灼感和噁心感，一般來說，食欲並不會降低。整體而言，臨床上無法用症狀來判斷有沒有消化性潰瘍，也很難完全以症狀來區分胃潰瘍或十二指腸潰瘍，必須以胃鏡甚至切片檢查來確認。

養胃祕方與日常按摩

養胃茶飲

胃潰瘍病人多半脾胃虛弱，胃陰虧損，除了健脾補氣之外，也必須護養胃陰，以下提供兩種養胃茶飲供參考：

一、**蕎麥茶**：將蕎麥、黃耆放入700cc的熱水沖泡，蓋杯燜10分鐘，濾渣取汁，溫熱飲用。其功效有：改善虛弱、腹脹，促進脾胃運作、增加食欲。

二、**四君子茶**：將黨參10克、茯苓10克、白朮10克、甘草10克等所有材料放入鍋中，加800cc的水加熱滾沸後續煮五分鐘即可關火，溫熱飲用，能幫助消化、改善脾胃氣虛。

調節呼吸

中醫建議除了平時保持良好的飲食與作息，也可以靠呼吸調節來養腸胃。建議養成習慣，在早中晚、睡前用鼻子吸氣、嘴巴吐氣，吐氣比吸氣的時間來得長，最好能超過二倍以上，比如鼻吸3秒、吐氣6秒的節奏，有助消化吸收變好、改善便祕、緩解脾胃不適。

按摩方式

另外也可以透過「推腹」來幫助腸胃排空，以掌根輕輕揉按肋骨下方至肚臍上方的位置，重複三次；適度進行能刺激內臟運動，使臟腑氣血運行通暢、促進運化的作用。對於年紀大食欲不振、容易腹脹的朋友，更有幫助腸胃排空、解脹氣的好處。

以下推薦幾個有助健胃整腸的穴道與按摩法：

一、**內關穴**（圖 13.1）：位於前臂掌側正中線上，腕橫紋中央直上三指幅寬，兩條肌腱中間。按壓內關穴有助消脹氣、舒緩心悸、失眠。

二、**合谷穴**（圖 14.1）：將食指與拇指合攏，虎口處肌肉最高處。噁心想吐，尤其伴隨頭痛時，按壓合谷穴可緩解，也有助腸胃收縮消化。

三、**足三里穴**（圖 4.3）：小腿的正面，脛骨外側一橫指寬。膝眼下方四指幅寬。將食指放在膝眼上，其餘三指自然貼近小腿，無名指下緣所到之處即是。足三里穴是顧胃的重要穴位，可消脹氣、助消化、強化腸胃功能，防止胃痛。

　　除了以上三大顧腸胃的穴位之外，也可加強腹部按摩。以中脘穴（圖4.3，位於肚臍與胸骨尾端連線的中間點）為中心點，在穴位四周熱敷，然後再以畫圓方式按摩，也有助促進消化，解除便祕，強化腸胃功能。

圖14.1　合谷穴

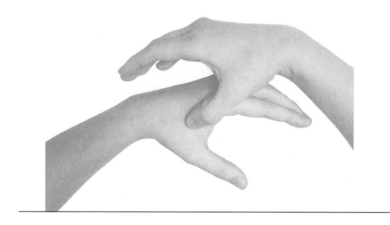

15 急性腸胃炎

　　腸胃炎的原因大致可分為感染性與非感染性腸胃炎，感染性腸胃炎又可細分為病毒性與細菌性腸胃炎；非感染性腸胃炎則是指化學藥物中毒、動物性（魚貝類）或植物性（菇類、發芽根莖類）天然毒素所造成的腸胃炎症狀。

　　細菌性腸胃炎主要是感染出血性大腸桿菌，症狀包括噁心、腹瀉、發燒、頭痛等，嚴重時造成溶血、血液中血小板降低、腎衰竭、血便，甚至引發敗血症；或感染金黃色葡萄球菌，典型症狀是嘔吐，合併噁心、食欲不振、腹痛、腹瀉、下痢以及輕微發燒；以及常見的沙門氏菌感染，症狀包括噁心、嘔吐、腹瀉、發燒，嬰幼兒可能會解惡臭的血便。

　　而病毒性腸胃炎則是感染諾羅病毒，症狀包括噁心、嘔吐、腹瀉、腹絞痛，也可能合併發燒、倦怠、頭痛及肌肉酸痛；及輪狀病毒，症狀包括嘔吐、腹痛、腹瀉，糞便大多

是水便或軟便，很少出現細菌性腸胃炎會有的明顯黏液或血絲。

中醫把腸胃炎分成三類：

一、**寒濕型腸胃炎**：常見症狀為水瀉便不成形、忽冷忽熱、關節痠痛。這類型的人通常飲料不離手，愛吃冰品又不愛運動。

二、**濕熱型腸胃炎**：常見症狀為小便色黃、大便黃褐色臭、心煩口燥、肛門有灼熱感，這類人通常愛吃重口味、甜食，習慣通宵熬夜。

三、**食滯型腸胃炎**：常見症狀為脹氣、腹痛、嘔吐或腹瀉後比較舒服、大便有腐臭味。這類型的人通常三餐不定時，應酬聚餐總是暴飲暴食，過量的食物無法好好消化。

想要重新調理脾胃，建議可以喝「四神雞湯」，將茯苓、芡實、蓮子、山藥四味藥材與雞肉一起烹調，發揮健壯脾胃、利水消腫的功效。

推薦大家可以舒緩嘔吐和腹瀉兩個很有用的穴道，一個是可以幫助止吐的「內關穴」（圖13.1），一個是止瀉的「足三里穴」（圖4.3），每日將穴點按壓至有痠麻感，重複約15分鐘，有效強化脾胃功能，加速復原。

16 腹瀉、便祕與腸躁症

腹瀉：消化失常，須小心脫水

《景岳全書・泄瀉》寫到：「凡泄瀉之病，多由水穀不分，故以利水為上策。」所謂水穀不分指的是當食物吃下肚後，吃進什麼就排出什麼，液體歸液體、固體歸固體，表示腸胃的消化功能失常，造成的原因簡單來說就是飲食不節、情緒過度緊張或鬱悶、外邪，如感冒、病毒感染、濕熱、脾虛、腎虛等。

中醫認為急性腹瀉多因外邪入侵，腹瀉有助外邪宣泄，不用急著止瀉，但要小心脫水發生，可以喝點米湯加鹽來補水。要特別留意腹瀉後如果出現口渴、尿少色深或頭暈等症狀，表示身體有脫水現象，要盡快補充水分。

中醫認為腹瀉的主要病變在於脾胃與大小腸，主要關鍵在於脾胃功能障礙，是由多種原因引起的，包括外邪影響、脾胃本身虛弱、肝脾不和以及腎陽不足等。「脾」包括脾臟及胃、大腸、小腸系統，而脾屬土，喜歡保持乾爽乾燥的狀態，如果脾胃的濕氣過重，身體就容易失調，不僅容易消化不良，也容易腹瀉或拉肚子。

胃為陽臟，濕邪在胃的表現多是反胃、噁心、打嗝等症狀；脾為陰臟，脾有濕邪的表現，有可能是便祕，也有可能是腹瀉。由脾濕引起的腹瀉，大便不成形，如果發生在夏天，因為經常吹冷氣引起腹瀉，通常伴隨輕微怕冷、低熱、噁心嘔吐等症狀，此時健脾燥濕是首要選擇，除了緩解體內的濁濕，還要解除體表的暑濕。

現代社會生活步調快、三餐不正常，加上緊張與壓力，因此腹瀉的問題增加了不少。平常要保持良好的飲食習慣，定時定量，細嚼慢嚥，避免暴飲暴食以及生冷、辛辣、燒烤、油炸、油膩的飲食，就可固護脾胃，避免腹瀉發生。

一般常見的慢性腹瀉，可多喝四神湯，其中包括了茯苓、山藥、蓮子、芡實、薏仁等藥材，茯苓、薏仁利水滲濕，改善腸胃的水分代謝；山藥可以增氣力、助消化；蓮子、芡實是收澀藥物，可健脾止瀉。再加入豬小腸一起燉煮，可以改善腹瀉，促進消化，進而調整體質，增強抵抗

力。四神湯的藥材都相當平和，適合各種體質。

便祕：大腸傳導失常，須協助腸胃蠕動

現代人還經常有便祕的問題，據統計台灣一年可以吃掉 1.7 億顆便祕用藥，平均一天要吃掉 46 顆，比安眠藥還多！便祕很大的原因跟飲食相關，不管是過食生冷、過食辛辣、過食醇甘厚味、暴飲暴食都會使腸胃受損，而久坐不動、年老體衰或久病不癒也會讓大腸的傳導功能失常，造成便祕，久而久之還會引起痔瘡、大腸癌或肝病變等後遺症。

除此之外，情志失調，例如憂鬱、發怒也會傷肝，導致津液不布、腸道失潤，有便意卻便不出來；過度疲勞或生病、產後者氣血虛弱，大便祕結如栗，這些都是造成便祕的症型。

水分攝取不足或是蔬果纖維吃太少，都會引起便祕，女性荷爾蒙失調也會導致便祕，建議大家多喝白開水，不只可幫助腸胃蠕動、加速新陳代謝，在清晨 5 點到 7 點手陽明大腸經運行的時候，喝一杯溫水還能幫助排便。

腸躁症：排便習慣改變，須補氣健脾胃

除了腹瀉與便祕，也有人會便祕一陣子，明明飲食沒有特別改變，隔一陣子卻突然變成腹瀉，兩種情況交替出現，這種症狀有可能是罹患了腸躁症。

腸躁症主要跟三個神經系統有關：交感神經、副交感神經或腸道神經系統的失衡，造成排便習慣改變，或對腸道脹氣、膨脹的感覺異常敏感。由於女性發生率比男性高了二到三倍，有的患者在經期時症狀更會加劇，因此，也有人認為荷爾蒙也是導致腸躁症發生的原因之一。

想改善腸躁症，除了要稍微忌口，包括少吃過甜、過辣、過油的食物，也要維持良好的心情。平時可多喝「舒壓茶」，準備合歡皮10克、百合10克、紅棗5顆，以600到650 cc水，加入上述食材煮沸後轉中火煮5分鐘，早中晚各喝一杯，幫助舒肝氣、寧心神、減壓助眠、安定神經。

也可選擇「腸胃保健茶」，準備蘋果1顆洗淨切塊、蜂蜜30 cc、黨參、茯苓、白朮各10克，將蘋果、黨參、茯苓、白朮加入600 cc開水、煮沸後轉中火5分鐘加入蜂蜜即可飲用，有助補氣健脾胃，腹瀉可止瀉、便祕可通便。

17 腸漏症

　　「腸道」被稱作是人體第二個大腦，負責「消化、吸收、防禦免疫」三大功能；而腸道的「腸道黏膜」就像是人體的皮膚，扮演屏蔽、保護的功能，腸道黏膜若被破壞產生發炎現象，在體內發生過敏反應，「腸漏症」就會找上門。

　　「腸漏症」從名稱看來，感覺是腸子破了個洞，事實上是指原本緊密排列的腸道細胞黏膜，因不均衡飲食、飲酒、長期服用消炎藥物等因素破壞，使腸道黏膜細胞產生間隙，讓細菌、病毒、未消化完全食物的大分子、有毒物質等有機可趁，會從縫隙滲入血液、淋巴液內，進而引發體內免疫球蛋白的慢性過敏反應，導致體內各處慢性發炎。患者會出現如皮膚發癢、過敏、乾癬、濕疹、慢性疲勞、肌肉疼痛、類風濕性關節發炎、甲狀腺功能減退、便祕、腹瀉、水腫……等問題。有些飲食習慣也容易誘發腸漏症：喜歡吃就

拚命吃、只吃菜不吃主食、挑食只吃特定食物、愛吃高油脂、高熱量食物或長期服用藥物等。

主因濕氣引起，免疫力大幅下降

中醫認為，大多數人的腸漏症，主要是體內的濕氣引起的，表現為舌苔厚白、大便不成形等。這類型的人愛吃甜食和寒涼的食物，負面情緒嚴重等，也就是中醫說的脾濕、脾虛，需要喝一些溫潤的飲品，平時多進行一些慢走、快走之類的運動，有助於排出體內濕氣。

每天吃充足的蔬菜水果與全穀雜糧，發酵類與益菌類食物，如無糖優格、無糖優酪乳、天然泡菜、紅麴、味噌、納豆、康普茶、蔬菜水果，當中的膳食纖維就是益生菌們愛吃的食物。好好餵養腸道細菌，除了可以滋養腸黏膜組織與腦神經細胞的生長外，還可能有助於減緩全身的發炎現象。多攝取一些深海小型魚類、魚油、橄欖油等，也有很好的抗發炎油脂omega-3和omega-9，可以緩解體內發炎情形，每天持續提供好養分，就能打造穩定的腸道生態，培養健康的好體質。

18 肥胖

現代人的飲食生活越來越精緻化，加上缺乏運動，讓血脂越來越高，所謂的高血脂症，就是指人體血中脂肪物質過高所產生的疾病，也就是膽固醇或是三酸甘油脂代謝異常的疾病。產生高血脂原因可粗分為兩種：

一、**原發性高血脂**：是先天因素所造成的。大部分的人有高血脂，都是源自家族遺傳，患者大多在成年後出現血脂偏高現象。

二、**次發性高血脂**：是後天因素造成的高血脂，常見原因包括抽菸、缺乏運動、飲食習慣不佳、慢性疾病、服用特定藥物等。

脾胃臟腑功能失調，導致膏脂淤積

中醫認為高血脂症多與「濁阻」、「痰濕」、「濕熱」、「血瘀」等體質有關。起因主要與飲食和生活習慣有關，包括：過食肥甘厚味，導致臟腑運化不及；多坐久臥，體型肥胖，缺乏運動，造成痰濕互結，氣機不暢。另外有些人是被情志所傷，肝氣鬱結，日久氣滯血瘀，進而引起脾、腎、肝等臟腑功能失調，使津液的運行、輸布與排泄發生障礙，膏脂淤積所致。

在治療高血脂症時，除了藥物，生活型態和飲食習慣才是重點。建議養成規律的運動習慣，每周三至五次，每次至少半小時，才能促進脂肪代謝、消耗和利用。平日飲食以清淡、易消化為原則，中醫建議飯後也可來一杯茶飲幫助身體代謝多餘的油脂，控制血脂率在理想範圍內，推薦：

一、何首烏茶葉飲：何首烏可補益精血，丹參可活血調經，兩者和烏龍茶葉一起沖泡，特別適合虛弱、血瘀體質的人飲用，可改善氣血循環，調理肝脾腎功能，提升代謝，降低血脂肪率。

二、荷葉決明子茶：此茶飲特別適合痰濕體質的人，

飯後來一杯有助於改善身體的運化功能，清除飲食後囤積體內的多餘油脂，達到降血脂的作用。

除了飲食調整，按壓穴道也有幫助，平時沒事可以多按壓位於肚臍正上方四寸處的「中脘穴」（圖4.2），以食指、中指按壓2分鐘左右即可，有助消化、促進脂肪分解的作用，對於頭暈目眩、精神不濟也有效。另外也可以多按壓於胸前兩乳頭連線中點的「膻中穴」（圖18.1），建議以中指順時針按揉2到5分鐘。按摩此穴可以讓血液不那麼黏稠，也可改善胸痛、心悸等症狀。

圖18.1　膻中穴

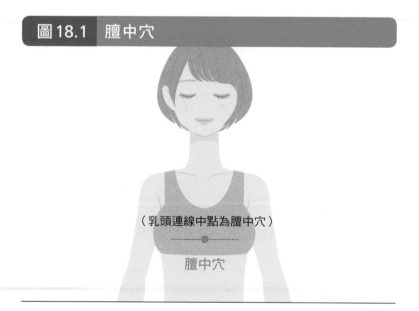

（乳頭連線中點為膻中穴）

膻中穴

19 失智症

　　研究發現長期的腸道菌相失衡，會加劇阿茲海默症大腦神經退化的病程。腸道是神經密布的器官，是大腦以外最複雜的神經系統，素有「第二大腦」之稱。許多研究顯示腸道與大腦之間有密切的溝通，文獻發現一些精神疾病，例如憂鬱症或精神分裂症，都與腸道菌相的失衡有關。失智症是退化性疾病，它的症狀不單純只有記憶力減退，還會影響到其他的認知功能，包括語言能力、空間感、計算力、判斷力、抽象思考能力、注意力等各方面的功能退化，同時可能出現行為、個性的改變、妄想或幻覺等症狀，這些症狀的嚴重程度足以影響人際關係與工作能力。

　　失智症分為退化性及血管性兩類：「退化性失智症」包括阿茲海默症、額顳葉型失智症、路易氏體失智症；「血管性失智症」成因為腦中風或慢性腦血管病變，造成腦部缺

血，使腦細胞死亡而智力減退，但病人有時會存在兩種或以上的病因，最常見的則是阿茲海默症與血管性失智症並存。

注意力與認知能力退化，
原來與腸道菌相失衡有關！

中醫看失智症，特別強調「三高」與「氣血運行」的影響，高血壓的人通常有「肝陽上亢」體質，容易煩躁、情緒控制差，長期下來易增加失智風險；高血脂則是「痰瘀」體質，代表體內累積過多廢物；高血糖是體內過度瘀積，末梢血液循環差，影響血管健康。「氣血運行」通暢，活潑開朗、戶外活動多的人，氣的運行比較順暢，失智比例較低，中醫認為失智與心、肝有關，「心」包含心血管與心智，「肝」則與情緒和壓力有關。

建議可以多做藥浴，先將艾草用熱水煮開，藥性出來後，再倒入洗澡水內，泡澡可以行氣、活血、散寒。

也可透過「安神補腦茶」來預防、延緩失智。材料有：當歸3g、熟地3g、石菖蒲3g、遠志3g，加500 cc水把水煮滾後取出藥材，放涼後即可飲用。當歸和熟地具有補益肝腎的作用、菖蒲及遠志能開竅寧神，適合當作日常的補腦

養生飲品。

　　平常也可以用手指輕輕按摩自己頭部四處穴道，每次大約按幾秒鐘即可。第一個百會穴：頭頂正中央；第二個神庭穴：把身體切成左右兩半，畫一條中線，跟髮際線交界處再往後0.5吋；第三個印堂穴：位在兩眉頭中間的額頭上；第四個本神穴：神庭穴左右兩側各3吋位置，按摩時力道不宜過重，略有痠脹感即可。

圖19.1　百會穴、神庭穴、印堂穴、本神穴

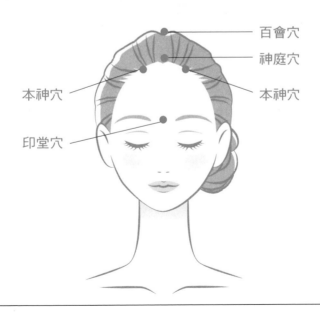

第四篇

（　）

胃腸
日常養護祕方

20 十大養胃護腸食材

南瓜：什錦南瓜盅

《黃帝內經‧素問》：「五色五味當五藏……黃當脾、甘……」，想要養脾就要多攝取黃色食物，建議可以多吃南瓜等五穀根莖類、黃豆等豆類、玉米、蛋黃、黃甜椒、紅蘿蔔、香蕉等黃色蔬果。

根據行政院衛生署台灣食品營養成分資料記載：100公克的南瓜中，含水分90.8％，熱量24卡，內含 β-紅蘿蔔素、黃體素酚、甘露醇、果膠、蛋白質、碳水化合物、脂肪、纖維、維他命A、維他命B1、維他命B2、維他命B6、維他命C、微量維他命E、鈣、磷、鐵、鎂、鉀、鈉及稀有元素如：鋅、硒、銅、鈷、鎳、鉻、菸鹼酸等，可抑制癌細

胞生長及惡化，預防食道癌、乳癌、肺癌、大腸癌、子宮頸癌及皮膚癌等癌症，還能降低腸病變，故美國食品藥物管理局（FDA）將南瓜列為抗癌蔬果，而南瓜所含的纖維能刺激腸道蠕動，幫助排便，可保持腸道健康，而碳水化合物能增加飽足感，有助減重。

本草綱目記載「其子如冬瓜子，其肉濃色黃，不可生食，唯去皮瓤瀹食，味如山藥，同豬肉煮食更良，亦可蜜煎」，其性「甘，溫，無毒，主治補中益氣」，但「多食發腳氣、黃膽，不可同羊肉食，令人運壅」，羊肉跟南瓜都屬溫熱食物，如果兩者同食，則容易造成消化不良、腹脹肚痛、腸胃氣壅，而南瓜如果吃多了，因南瓜的 β-紅蘿蔔素含量是所有瓜類蔬菜冠軍，吃太多會在肝臟儲存，使色素沉澱在皮膚上，造成皮膚變黃色，木瓜、芒果、紅蘿蔔都屬此類食物，但都是暫時性的，除非是高劑量的保健食品，吃太多，或長期吃，加上水分攝取不足，就容易累積在體內，反而造成傷害。

正常情況下，不容易出現吃過量的問題，如果連眼白都變黃，小心是黃疸症狀，需要就醫檢查。

（ 什錦南瓜盅 ）

食材

南瓜 … 一顆
豬肉 … 100公克
黃色馬鈴薯 … 70公克
紅蘿蔔 … 750公克
蔥花 … 適量
橄欖油 … 20公克

調味料：
鹽 … 1公克
醬油 … 10公克
蠔油 … 10公克

做法

❶ 將南瓜洗淨，清除上方的南瓜蒂，取出南瓜籽備用，豬肉、馬鈴薯及紅蘿蔔洗淨切塊。

❷ 鍋中倒入橄欖油，冷鍋冷油將蔥花倒入煸香後取出，再倒入馬鈴薯及紅蘿蔔煸炒，炒至紅蘿蔔微變色，加入豬肉炒至變色後，將調味料及南瓜籽倒入，全部混合均勻後盛出。

❸ 將炒好的什錦豬肉倒入南瓜盅中，電鍋外放一杯水，蓋上鍋蓋蒸熟，等電鍋跳起，撒上炒過的蔥花即可享用。

功效

南瓜、馬鈴薯、紅蘿蔔皆為黃色食物，而豬肉性甘、鹹，入脾、腎，具有補虛強身、滋陰潤燥的功能，是非常好的健脾護胃料理。

高麗菜：高麗菜烘蛋

　　高麗菜，學名為甘藍，又稱包心菜、洋白菜、蓮花白、高麗菜，屬十字花科，早在四千多年以前在地中海地區就有食用紀錄，十六世紀傳進台灣，據說在日據時代，日本人為了推廣栽種甘藍，找來常吃甘藍而身強體壯的高麗人宣傳，所以才有「高麗菜」這個名字。

　　甘藍喜歡溫、冷氣候及濕潤的土壤，一年四季都能種植，只是夏天需往高山跑，因為平地的高溫會阻礙葉球生長，若再加上水量不足，則會造成葉球鬆散、甚至無法結球。

　　甘藍分為尖球形、圓球形、扁球型三種，台灣主要以扁球形為主，葉球就是我們平常食用的部位，內含大量營養素，以扁球形甘藍為例，成分有蛋白質、碳水化合物、葡萄糖、果糖、麥芽糖、蔗糖、乳糖、膳食纖維、維生素U、維生素A、β-紅蘿蔔素、維生素E、維生素K、維生素B群、維生素C及礦物質如鉀、鈣、鈉、鎂、鐵、鋅、磷、銅，其所含的吲哚及異硫氰酸鹽能抑制胃癌、肺癌、膀胱癌及乳癌；維生素U具有抗潰瘍、修復體內受傷組織的功能，所以能改善胃潰瘍、十二指腸潰瘍的不適症狀；膳食纖維則能

幫助腸胃蠕動，幫助排便，預防大腸癌發生；而 β-紅蘿蔔素、葉黃素、吲哚等也具抗氧化的功能，有效中和自由基，避免身體細胞遭受破壞，進而產生疾病，所以美國《時代》雜誌將甘藍選為長壽食物之一，也是眾所皆知的護胃聖品。

《本草綱目》記載甘藍「甘、平、無毒，利關節，明耳目，久服益腎」，而《本草拾遺》也說甘藍「補骨髓，利五臟六腑，利關節，通經絡中結氣，明耳目，健人，少睡，益心力，壯筋骨。治黃毒，煮作菹，經宿漬色黃，和鹽食之，去心下結伏氣」。甘藍除了去胃脹氣，也能補骨髓、利關節，富含維生素K可幫助維生素D及鈣吸收，久服益腎，而其味甘、性平，非常適合腸胃不好的人食用，被稱為養胃聖品。雖然養胃又補腎，但甲狀腺低下或腎功能不好的人盡量少吃或不吃，腸胃不好或白血球低下的人，也要避免生食甘藍。

（ 高麗菜烘蛋 ）

食材

高麗菜 … 3 到 4 片
雞蛋 … 3 顆
蝦米 … 1 小把
蔥 … 1 把
橄欖油 … 2 匙

調味料：
胡椒 … 適量
鹽 … 適量

做法

❶ 高麗菜及蔥洗淨後切絲。

❷ 蝦米先放入鍋中，乾煎出香味後盛出。

❸ 蛋打勻倒入高麗菜、蔥及調味料拌勻。

❹ 橄欖油倒入鍋中，開小火加熱，將蛋液慢慢倒入，輕輕攪拌蛋液使其均勻受熱，等到蛋液有七八分熟，將烘蛋翻面後蓋上鍋蓋，關火悶熟。

❺ 約 2 分鐘後即可倒出享用。

功效

蝦米具有鈣、鎂、鉀等礦物質及蝦青素等成分，可抗氧化，延緩老化及防骨鬆、降膽固醇，而蔥味辛、溫，歸肺、胃經，有解毒、通陽散寒的功效，有助增強抵抗力。但有腹瀉、胃潰瘍的人最好不要加青蔥或將量減少，以免過度刺激腸胃。

蘑菇：香煎菇菇

　　洋菇，俗稱蘑菇，是全世界栽培量最大的菇類，內含蛋白質、膳食纖維、葡萄糖及鈉、鉀、鈣、鎂、鐵、鋅、磷、銅等礦物質、維生素B群、維生素C、多種胺基酸及脂肪酸等多種營養素，菇內含八種人體所需胺基酸，其中色胺酸被視為是可以令人放鬆且愉悅的一種天然安眠藥，能讓大腦製造血清素，而血清素也是生成褪黑激素的主要成分之一，若褪黑激素不足，就會失眠、免疫力低下，情緒容易起伏。

　　血清素只能從食物中攝取，所以多吃富含色胺酸的食物，如牛奶、豆漿、堅果、雞肉、牛肉、鮪魚等，可以幫助大腦合成血清素，含B6的食物像香蕉、南瓜、深綠色蔬菜、奇異果、堅果、豆類、魚類等食物也有幫助。蘑菇富含蛋白質、膳食纖維及多種營養素，是重要的植物蛋白質來源，又被稱為「植物肉」，菇類的膳食纖維不易受熱破壞，且不溶於水，所以更能幫助腸胃蠕動及排便。

　　蘑菇之名首見元朝醫典《飲膳正要》，內文提到「味甘、平、無毒，動發氣病，不可多食」，而在明朝《醫學入門・本草》就改稱：「可食，無甚益損」，可見部分蘑菇具

有毒性，不可隨意亂食野生蘑菇，以免中毒，而中醫認為蘑菇主治消食、清神、平肝陽，能降低血壓，故有益高血壓治療。

　　菇類料理可以直接香煎或燉、炒，但因為含有蘑菇氨酸，不建議生食，一定要煮熟來吃。

(香煎菇菇)

食材

杏鮑菇 … 3 朵
洋菇 … 6 朵
奶油 … 一匙
蒜末 … 適量

調味料：

黑胡椒 … 適量
鹽 … 適量

做法

❶ 所有菇類切薄片，杏鮑菇可先對切再切薄片，依個人喜愛口感決定。

❷ 直接下鍋不放油，將菇類盡量鋪平在平底鍋上，開火香煎，當菇類有稍微出水時，蓋上鍋蓋轉小火，以悶煎的方式續煎 5 分鐘。

❸ 等菇類散發出香味也全部軟化變色，開蓋加入奶油、蒜末及黑胡椒、鹽巴。待奶油全部融化，即可關火盛出，趁熱享用。

功效

杏鮑菇因其具有杏仁的香味、口感似鮑魚，故名杏鮑菇，與蘑菇一樣都含有多種人體所需胺基酸及多醣體、蛋白質、纖維等營養成分，有草原上的牛肝菌之稱，可增強免疫力及預防癌症發生。

皇帝豆：薏扁祛濕粥

皇帝豆又叫皇帝豆，學名「萊豆」，豆科菜豆屬，性喜溫暖的環境，所以主要生長在南部，產期是在11月到隔年3月，有大小萊豆之分，種子也有白色、黃色、黑色及赤色等顏色之分，一般市面上販售的多為豆仁白色的大萊豆，也就是皇帝豆。

根據中研院的研究團隊發現，**皇帝豆的萃取蛋白FRIL可抑制流感病毒，也可抑制新冠病毒感染**，所以在新冠肺炎期間是非常熱門的保健食物，而其營養價值也很高，蛋白質、膳食纖維、礦物質（鈉、鉀、鈣、鎂、鐵、鋅、磷、銅）；維生素U、維生素A、α-紅蘿蔔素、β-紅蘿蔔素、維生素E、維生素B群、維他命C、多種胺基酸及脂肪酸等。維生素U可以幫助緩解胃部不適，預防及治療消化性潰瘍、胃食道逆流，同時能加速潰瘍傷口癒合。

皇帝豆也含有色胺酸，被稱為「快樂食物」，能幫助大腦合成血清素，100克的皇帝豆含有112卡的熱量，相較於白飯的183大卡，皇帝豆含有的膳食纖維高達5.1克，遠遠超過白飯的0.6克，而且皇帝豆含有豐富的蛋白質及其他營養素，很適合用來取代主食，或作為素食者的蛋白質來源。

皇帝豆還含鐵，100公克的皇帝豆含鐵量是5.9克，完全不輸補血聖品紅鳳菜（6克／100公克），所以對想減肥又擔心營養不良、血不足的女性，非常適合。

　　皇帝豆在中醫的眼中，是蔬菜，也是中藥材，《本草新編》：「夫扁豆乃五穀中最純之味，淡而不厭，可以適用者，不止入湯劑也，或入於丸劑，或磨粉而調食，均能益人」，其性甘、微溫、無毒，入脾、胃二經，《本草綱目》云：「硬殼皇帝豆，其子充實，白而微黃，其氣腥黃，其氣腥香，其性溫平，得乎中和，脾之穀也。入太陰氣分，通利三焦，能化清降濁，故專治中宮之病，消暑除濕而解毒也」，因其具有甘味，而甘入脾，因此中醫常用皇帝豆來調和脾胃、通利三焦，主治補脾胃、化暑濕、止泄痢，臨床上多用於中暑、外感暑濕、急性腸胃炎、厭食症、胃腸型感冒、細菌性痢疾、糖尿病、食物或藥物中毒等症狀。

(薏扁祛濕粥)

食材

皇帝豆 … 50公克
薏苡仁 … 50公克

做法

❶ 將新鮮皇帝豆與薏苡仁洗淨後，泡水2到4小時。

❷ 將泡水過後的皇帝豆及薏苡仁倒入鍋中，加入6倍的水，開大火，煮滾後轉小火，燉煮一小時。

❸ 用筷子試戳皇帝豆及薏苡仁，若戳下去有鬆軟感，表示已熟成，就可關火盛出享用了。

功效

薏苡仁是中醫常用的祛濕健脾利器，加上皇帝豆一起煮，就是一道非常適合夏天品嘗的健脾消水腫、預防中暑或食物中毒的料理，但薏仁的熱量100公克有375大卡，加上皇帝豆的熱量也不低，所以不適合當零食，而是要當正餐，取代當餐的主食，以免熱量過高。

皇帝豆購買後，若非當天食用，建議先清洗後放置冷凍庫，料理前再取出，不須退冰直接烹調，可加速皇帝豆的烹飪時間，且不影響風味。

烏梅：酸梅湯

《黃帝內經·素問》曰：「今夫熱病者，皆傷寒之類也」，外感發熱的病，稱為傷寒，早在漢朝《傷寒雜病論》中，已將烏梅用來主治傷寒，明朝《本草綱目》記載，「烏梅酸、溫、平、澀、無毒，主治泄痢口渴、大便下血及久痢不止、小便尿血、血崩、大便不通、傷寒，入肝、脾、肺、大腸四經」。烏梅屬收澀藥，可以改善大熱天裡汗水狂冒，經常用於解熱解渴、除煩躁。

烏梅是青梅經過長時間烘焙而成的加工品，屬薔薇科、梅屬，每年三、四月為產期，全世界只有在亞洲才看得到梅子，台灣是南投縣、台東縣及台中縣為主要產地，市面上極少直接販售青梅給消費者，因為未成熟的生梅不僅味道酸澀，且含有一種名為苦杏仁苷的有毒物質，生食會導致腸胃不適，越成熟的梅子，苦杏仁苷含量就越低，一般使用生梅來製作加工品的時候，都會經過脫澀、醃製等過程來去除毒性。

（ 酸梅湯 ）

食材

烏梅 … 60克
山楂 … 40克
甘草 … 20克
冰糖 … 60克
水 … 1000 cc

做法

❶ 烏梅、山楂、甘草泡水30分。

❷ 烏梅、山楂、甘草撈起後，放入鍋中，加水1000 cc，開大火煮開，轉小火續煮30分後，加入冰糖，略為攪拌再煮10分後關火。

❸ 將中藥材瀝出，即可飲用。

功效

《本草綱目》記載山楂「酸、冷、無毒，主治食肉不消、偏墜疝氣、腸風下血、老人腰痛腿痛」，消化不良可用山楂肉四兩，加水共煮，飲其汁，而且山楂對於腹痛、痛經、疝氣痛能行氣止痛、活血去瘀；而吃太撐所造成的胃痛胃脹、打嗝吞酸、腹痛便溏等症狀，有消積化滯之效；而甘草有補脾益氣、清熱解毒之效，對脾胃虛弱者、消化性潰瘍、萎縮性胃炎有療效，但中滿者（腹中脹滿）者忌用，烏梅、山楂、甘草三者共煮，可生津止渴、消食合中。

玉米鬚：玉米鬚茶

玉米鬚茶，是近幾年非常熱門的消水腫茶，中醫也常用它來做為利水消腫之用，因為玉米鬚性平、甘、無毒，適合各種體質，且具有通淋、清肝膽濕熱的效果，所以臨床上也用來治療膽結石、肝炎、淋病、高血壓、糖尿病、乳腺炎等疾病。

玉米鬚是玉蜀黍的鬚，整根玉米都是寶，一般的白玉米或黃玉米本身含有蛋白質、碳水化合物、膳食纖維及維生素U、β-紅蘿蔔素、維他命B群、多種礦物質，如鈉、鉀、鈣、鎂、鐵、鋅、錳等，其中膳食纖維可幫助排便，維他命U可保護消化道黏膜，有效改善胃潰瘍症狀；而β-紅蘿蔔素的抗氧化功能則有助預防癌症，而紫玉米或糯玉米則多了維他命E，維他命E是脂溶性氧化劑，可保護細胞不受自由基破壞，提高免疫力及抗氧化的作用，剔除玉米剩下的玉米芯，若將其水煮，玉米芯水可開胃消滯。

雖然玉米整根都是寶，但玉米的熱量並沒有想像中的低，且含糖量也不低，100公克的白玉米熱量是66大卡，紫玉米的熱量是168大卡、糯玉米則為172大卡，而100公克的白飯熱量（183卡）幾乎與糯玉米相同，所以想減肥的人

千萬不要拿玉米當蔬菜狂嗑，要取代白飯或澱粉，以免熱量過高變胖。

　　想減肥的人可以多吃玉米筍，玉米筍是玉米在幼年時期就摘除下來，熱量僅26大卡，且具有多種營養，如色胺酸、水解胺基酸等多種人體所需胺基酸、脂肪酸、維生素B群及C、維生素E、β-紅蘿蔔素及維他命U、多種礦物質、膳食纖維、蛋白質、飽和脂肪、熱量等等，水腫的人也可以多吃玉米筍來利尿、去水腫，且熱量低，購買玉米筍時盡量挑含殼販售，營養價值高，直接清蒸，可以吃到玉米最原始的甘甜美味，同時玉米筍的農藥含量也低，除下來的玉米鬚也可以直接煮水當茶喝，功效良多。不過不管是玉米或玉米筍、玉米鬚，含鉀量都很高，有痛風或腎臟問題的人要少吃。

(玉米鬚茶)

食材

玉米鬚 … 2兩
水 … 400 cc

做法

❶ 將玉米鬚洗淨後，裝入藥材袋中，放入裝有400 cc水的鍋中。

❷ 先開大火煮滾後，再以小火續煮。

❸ 約煮15分鐘，水量約剩一半左右，就可關火。

❹ 取出藥包，待溫度稍降後即可飲用。

功效

玉米鬚做為藥劑記載在書籍中，首見《滇南本草》，這是明朝一位雲南人蘭茂，將雲南地區的中草藥依其性味撰寫而成的書籍，根據書上記載，玉米鬚「入陽明胃經，寬腸下氣。治婦人乳結紅腫，乳汁不通，紅腫疼痛，怕冷發熱，頭痛體困」，若玉米芯加上玉米鬚共煮，則能利水、利尿、消暑，適合小便不暢、偏黃的人。如果平常汗流很多或頻尿的人，不適合喝玉米鬚茶，以防利尿或脫水。

香菜：香菜肉丸

香菜又名芫荽、胡荽、芫茜，為一年生的草本植物，一般認為香菜起源於歐洲南部地中海地區，在西元1670年傳入美洲，在漢代傳入中國，清初才被引進台灣，也有人認為香菜是早在以色列人出埃及時，就已經使用的食物。

根據《本草綱目》記載：「胡荽辛溫香竄，內通心脾，外達四肢」，《羅氏會約醫鏡》說：「辟一切不正之氣，散風寒，發熱頭痛，消穀食停滯，順二便，去目翳，益發痘疹」，所以中醫認為香菜入肺、脾經，能健胃消食、發汗透疹、利尿通便、驅風解毒。

小小一把香菜的 β-紅蘿蔔素（7024卡／100克）比紅蘿蔔高（5024卡／100克），維生素U也跟紅蘿蔔不相上下，100公克的香菜還含有3.2卡的膳食纖維及71毫克的維他命C，更遑論其他營養素如鎂、鐵、鉀等礦物質，可保健視力、幫助消化、抗老化，只是一般多作為配菜使用，不能像紅蘿蔔等食物大量攝取，香菜精油成分過高，鉀含量高，對腎臟病人也會造成負擔或傷害，過量也不好。挑選香菜最好挑顏色翠綠，沒有腐爛跟發黃，香菜一旦腐爛就有可能產生毒素，所以買回家的香菜可先清洗過後，分裝放進冷凍庫，需要時再解凍食用。

（ 香菜肉丸 ）

食材

香菜 … 20克
豬絞肉 … 600克
荸薺 … 30克
紅蘿蔔 … 10克
高麗菜 … 2葉

調味料：
鹽 … 5公克
胡椒 … 少許
香油 … 15公克
太白粉 … 20公克

做法

❶ 高麗菜洗淨切成細絲，先加少量鹽巴，讓高麗菜出水備用。

❷ 紅蘿蔔、荸薺、香菜洗淨，切成細末。

❸ 將高麗菜瀝出水後，混合紅蘿蔔末、荸薺末、香菜末、豬絞肉。

❹ 用手抓至出現黏性後，封上保鮮膜，放入冰箱冷藏1小時。

❺ 以虎口將混合好的材料擠出小球狀，一顆顆排列整齊，置於盤中，放入電鍋中蒸熟，或以大火隔水加熱8分鐘即可。

功效

香菜之所以香，根據現代研究發現，主要是因為含有揮發油和揮發性香味物質，由醇類和烯類組成的揮發油及蘋果酸鉀引起的，入食後可引起胃液分泌，增進食欲，調節胃腸蠕動，提高消化力。如果真的不喜歡香菜的味道，可以將香菜切碎後，就可以快速分解其氣味。

韭菜：魚韭粥

韭菜，又名壯陽菜、長生韭、懶人菜、起陽菜、扁菜等，「男不離韭，女不離藕」可見其壯陽功效，韭菜是天門冬目百合科蔥屬，跟蔥蒜是同一家族，原產於中國，之後傳入日本、東南亞各國。

韭既是蔬菜，也是中藥材，中醫認為韭菜性溫味甘辛，生用辛而散血，熟用甘而補中；散血就是活血化瘀，以三比一的比例，將搗爛的韭菜跟麵粉混在一起，敷在沒傷口的紅腫處有助消腫；而補中，就是補腎溫陽、益肝健胃，所以韭菜具有補腎益胃、充肺氣、散淤經滯、安五臟、興氣血、止汗固澀、止嗝逆的作用。

韭菜富有蛋白質、粗脂肪、飽和脂肪、碳水化合物、膳食纖維、葡萄糖、果糖、礦物質（鈉、鉀、鈣、鎂、鐵、鋅、磷）、維生素A、維生素U、α-紅蘿蔔素、β-紅蘿蔔素、維生素B群、維生素C、維生素E、多種胺基酸及脂肪酸等，其中膳食纖維可以促進腸道蠕動，也能預防大腸癌、減少膽固醇的吸收，預防動脈硬化。

現代醫學也證實，如果身體缺乏葉酸（維生素B9），就容易出現胃痛、噁心、嘔吐或飯後腹瀉、食慾不振等症狀，

除了消化腸道問題外，也會有貧血、頭痛、呼吸急促、記憶力變差、憂鬱等情形，葉酸的主要功能是幫助身體製造和修復DNA，嚴重缺乏時還會導致男性不孕或影響胎兒發育，而葉酸屬水溶性維生素，所以咖啡、茶都可能加速葉酸排出，酒精則會降低葉酸吸收，腸胃不好、營養不良或服用某些藥物都會阻礙人體吸收葉酸，所以有胃腸疾病、貧血、懷孕婦女、癌症患者更要注意葉酸的補充，可透過深綠色蔬果、動物內臟來攝取。

　　購買韭菜時，若呈現枯軟或黃葉，表示已經老化，老化的韭菜纖維過多，腸胃不易消化，若腸胃蠕動較差者，還可能因此腸胃不適或腹瀉，同時韭菜多食容易上火，不適合天天食用。

（ 魚韭粥 ）

食材

米 … 1 杯
鯛魚片 … 1 片
韭菜 … 15 克
水 … 1000 cc

調味料：
酒 … 5 cc
鹽 … 5 克
麻油 … 少許

做法

❶ 米洗淨，加少許水靜置；鯛魚片切片。

❷ 將米倒入鍋中，加水煮滾後轉中火續煮，小心底部不要燒焦。

❸ 待米心煮至有點透明，加入切好的鯛魚片及酒。

❹ 煮至米心熟透，加入韭菜，煮滾後關火，視個人喜好加入鹽。

❺ 起鍋後滴入麻油增添香味。

功效

根據《本草綱目》記載韭菜功效不只壯陽，「韭，辛、微酸、溫、澀、無毒，主治胸痺急痛、陰陽易病、傷寒勞復、喘息欲絕、盜汗、消渴、痢疾、赤白帶下、瘡癬、刀傷出血、耳出汁」，效用極多。

小米：小米蜂糕

　　現代人的主食多以白米、白麵等精緻澱粉為主，但多食精緻澱粉，吃不到營養，因為內含的礦物質或營養成分在精煉過程中，多已流失，也容易造成心血管疾病、發胖等問題，所以現代人為了養生，便轉而改吃五穀雜糧。

　　五穀雜糧泛指各種糧食作物，五穀指稻、稷、麥、菽、麻，雜糧則指五大作物以外的雜食，如薏仁、蕎麥、大麥、綠豆、菜豆等。其中稷就是現代人熟知的小米，古代稱之為粟，是世界上最古老的作物之一，近代又將其細分穗大、毛長、粒粗者為粱，反之則為粟，台灣種植小米的歷史悠久，據調查是早期跟著大陸移民來台，品種多達300種，主要種植在台東、屏東及花蓮、高雄等地，是原住民傳統糧食，近年來因保健意識抬頭，也慢慢被眾人所熟知。

　　小米的成分包含了蛋白質、粗脂肪、飽和脂肪、膳食纖維、礦物質（鉀、鎂、磷、鈣、鐵、鋅、鈉）、維生素K、維生素B群及C、多種胺基酸及脂肪酸等營養素，就營養成分來看，100公克的小米含有45.1ug葉酸，白米含有葉酸16.5ug；膳食纖維含量小米是2.2公克，白米是0.7公克；而被稱為快樂食物的色胺酸，小米的含量160mg高過

白米的含量82mg，所有的營養成分小米都遠高於白米，唯一差不多的就是兩者的熱量（白米：小米＝354大卡：370大卡），而且小米含有多種人體必需的胺基酸，胺基酸是構成蛋白質的重要分子，有些人體無法自行合成，必須透過食物來獲得，當人體缺少蛋白質，就會出現體弱、抵抗力差、肌肉無力、精神不濟等現象，其中像是麩醯胺酸有助修復腸胃道功能，而**小米不含麩質，容易被腸胃吸收，對腸胃比較不會有負擔，也不用擔心引起過敏反應**，再加上小米是五穀雜糧中唯一的鹼性食物，可以中和我們體內的酸鹼平衡，現代人大魚大肉吃慣了，魚肉多屬酸性食物，吃蔬果、小米等鹼性食物能預防體質偏酸而影響臟腑功能運作，預防疾病的產生。

(小米蜂糕)

食材

小米 … 100克　　　　水 … 400 cc
紅砂糖 … 10公克　　　蜂蜜 … 適量

做法

❶ 小米洗淨後，泡水4小時，若用溫水，泡水時間可縮短。

❷ 將泡軟的小米注入800 cc的水，以大火煮滾後，再以中火續煮12分鐘（若未軟化，則加長熬煮的時間，若中途沒水，記得加水，以免燒焦）。

❸ 煮至小米發脹，加入紅砂糖攪拌均勻，如果小米呈現黏稠性，水分也收乾，表示已經熟透，可以關火，稍微冷卻後倒入模型中，放入冰箱冷卻。

❹ 凝固後即可取出切塊，可直接食用或重新蒸熟再品嘗，風味各不相同。也可以將泡軟的小米瀝乾水分後，加少許水放入攪拌機攪拌，倒出後加蜂蜜攪拌均勻，倒入模型中，以大火蒸25分後也行。

功效

《本草綱目》記載「粟米，味鹹、微寒、無毒，主治胃熱消渴、反胃吐食、鼻血不止」，反胃吐食意指脾胃氣弱、食不消化，將粟米搗成粉，加水捏成梧子大（指梧桐子，跟紅豆大小差不多），煮熟後，一次吃七粒可治反胃，由此可知，小米對於腸胃不適、健脾和胃、反胃、嘔吐、腹脹、腹瀉有效，同時小米也有補虛損、除煩止渴、通利小便的功效，但「胃冷者不宜多食」。

另外小米的鉀含量很高，有腎臟疾病的人不適合當主食食用，避免鉀含量飆高影響健康。

麻油：麻油當歸蛋

麻油是冬令進補最常使用的食材，很多人都以為吃完之後上火是麻油引起，其實麻油本身並不燥熱，中醫認為麻油「性涼、味甘」，之所以燥熱，多是因為大火烹調及加薑、酒後，原本溫補的食材就變成了熱補，肝火過旺或腸胃濕熱的人，才會吃麻油雞等麻油料理後，就容易出現冒痘、口苦、打嗝脹氣、排便不順等症狀。

麻油是芝麻種子加工所製成，芝麻又名胡麻，是胡麻科植物胡麻的種子，相傳是漢朝張騫從西域帶回來，取名為「胡」，又因其脂肪含量高，故又謂「脂麻」，後取其諧音轉變為「之麻」，有白、黑、黃三種，主要產地在台南市西港區、安定區、善化區、將軍區及佳里區。

中醫認為黑芝麻能滋補、烏髮、通便、解毒，而白芝麻則能補益氣、滋養五臟、強健筋骨、潤腸胃、行風氣、通血脈、祛頭風、潤皮膚，經常服用，能夠軟化血管、降低血壓、抗老防衰、延年益壽。

而芝麻所製成的麻油性涼、味甘歸大腸經，有潤腸通便、潤肺生津之效，能治療腸躁便祕、腹部脹痛、喉嚨乾啞、咳嗽等症狀。麻油含有大量的不飽和脂肪酸，能降低膽

固醇，有效預防心血管疾病，但要注意的是麻油熱量高，多食反而會造成肥胖或增添更多的壞膽固醇，更不利血管運作。另外高溫爆炒之後的麻油會產生毒素、毒蛋白，容易引起過敏或上火反應，所以品嘗麻油最好的方式，就是低溫慢煎或煮好食物之後，淋上麻油增添香味及色澤，才是真正的健康養身之道。

(麻油當歸蛋)

食材

雞蛋 … 1 顆
新鮮當歸葉 … 1 小把
麻油 … 10 cc

調味料：
黑糖 … 適量
水 … 適量
米酒 … 少許

做法

❶ 當歸葉洗淨，切小段。

❷ 鍋中倒入麻油，開小火加熱鍋子後，將雞蛋打入鍋中，以小火慢煎。

❸ 雞蛋兩面都煎熟後，加入當歸葉、水及米酒、黑糖共煮，等水滾即可關火，品嘗暖呼呼的當歸麻油蛋。

功效

當歸「辛、甘、苦、溫、無毒，入心、肝、脾三經」，有補血活血、潤腸通便、調經止痛之效，多作為補血藥之用，臨床上都用來治療便祕、腸躁、胃炎、上消化道潰瘍、潰瘍性結腸炎、慢性胰臟炎、食道癌、子宮癌、卵巢腫瘤、白血病等疾病，但腹瀉的人不適用，有過度潤腸之疑慮，加重腹瀉症狀。

早期當歸都是中國進口，1950 年代才引進日本當歸在台灣種植，經過花蓮區農業改良場這幾年的有機栽培管理，宜蘭、花蓮、台東已成為當歸主要產地，也推出各種藥膳包及養生茶等等，每年 7 到 10 月為當歸的收穫期，大家不妨多多品嘗在地當歸的美味。

21 十大養胃護腸藥材

大黃：瀉下藥大黃將軍，專治腸胃疾病

　　大黃，因其藥性強，在中藥界素有「將軍」之稱號，是中醫界常用的瀉下藥，被視為四大中藥之一，據說早在十八世紀，英國商人最常來中國購買的商品中，大黃就是其中之一，當時清朝兩廣總督琦善還曾經說過「夷人每日以牛羊肉作為口糧，不易消化，若無大黃，則大便不暢，夷人將活活憋死。故每餐飯後，需以大黃茶葉為通腸神藥」，可見大黃從以前就以其通腸瀉下之效而揚名海外，為當時的清朝賺進許多的外匯，如今外國人也常使用大黃，而且是將新鮮大黃的莖，用於甜點之中，與中國人將大黃曬乾或磨粉做為中藥材大相逕庭。

　　大黃為蓼科植物掌葉大黃（北大黃）、唐古特大黃或藥用大黃（南大黃）去外皮之乾燥根及根莖，其性苦、寒，歸脾、胃、大腸、肝、心經，《神農本草經讀》中陳修圓曰「大黃色正黃而臭香，得土之正氣正色，故專主脾胃之病」，而《本草綱目》則記載「下痢赤白，裡急腹痛，小便淋瀝，實熱燥結，潮熱譫語，黃疸，諸火瘡」，大黃苦寒，有瀉下通便、蕩滌胃腸積滯的作用，外敷清火消腫，多用於燒燙傷、癰腫瘡毒、蚊蟲咬傷等，內用則健胃、瀉下、利尿、收斂、保肝、利膽、抗菌，臨床上用於習慣性便祕、腸梗阻、外痔、胃炎、消化性潰瘍、肥胖、高血脂、膽囊炎、胰臟炎、流行性腮腺炎、病毒性肝炎、急性扁桃腺炎、急性泌尿系統感染、水痘、細菌性痢疾、破傷風、口腔炎、口腔潰爛、子宮內膜異位、濕疹、食物中毒、食道癌、胃癌、直腸癌等疾病，但也因其藥性強，易傷胃氣，所以脾胃虛弱、氣血虛弱及無積滯的人忌用，而其具有活血祛瘀之功能，所以女生經期、妊娠、產後及哺乳期間及瘀血者建議停止服用，或經由醫生診斷後再行服用。

　　另外服用大黃後，可能會造成尿液顏色變深黃或腹痛加劇、大便次數增加等副作用，長期服用也可能對身體造成影響，所以要審慎評估使用量或交由醫師診斷再用藥。

（　大黃綠茶　）

食材

大黃 … 6公克　　　　　　水 … 500 cc
綠茶茶葉 … 4公克

做法

❶ 將大黃及綠茶茶葉倒入煮開的熱水中。

❷ 再以小火續滾 10 分鐘後關火。

❸ 濾掉茶渣後，即可趁熱飲用，也可加入少許蜂蜜增添香味。

功效

此茶飲有瀉下解熱解毒之功效，但要特別注意的是大黃的瀉下功能會因加熱時間長而消退，故不適合一直加熱，最長以不超過 60 分鐘為佳，若做為解熱、抗菌之用，則不受加熱時間影響。

藿香：藿香果真香，香氣開胃還醒腦

　　藿香，一聽就可猜出其有特殊香氣，故有香字之名，屬於唇形科植物藿香或廣藿香的全草或乾燥植物，藿香的香

氣來自於它所含的揮發油，能刺激胃黏膜，促進胃液分泌、增強腸胃消化功能，有助緩解腹痛、嘔吐、胃腸解痙等，而《藥品化義》也提到：「藿香，其氣芳香，善行胃氣，以此調中，治嘔吐霍亂，以此快氣，除穢惡痞悶……有醒腦開胃之功」，可見其香味對腸胃不好的人有其效用在。

《神農本草經讀》上也記載「藿香氣味辛、甘、溫、無毒，主風水毒腫、去惡氣、止霍亂、心腹痛」，辛能通利九竅，在中醫學上常用來做為化濕開胃、發表解暑、理氣止嘔，是夏季治療暑濕的常用藥，一般來說祛濕多以薏仁為主，如果濕氣過重，鬱結在腸胃的話，藿香能提振胃氣，把濕濁之氣祛除，除了祛濕還多了行氣，有助脾胃正氣，故比薏仁、茯苓的除濕效果來得好，常用在中暑、外感暑濕、痱子、濕疹、手足癬、腸道傳染病、消化不良、妊娠嘔吐、腸胃型感冒、營養不良等疾病上，但陰虛、胃弱欲嘔者忌用。

藿香正氣散是藥房常見成藥，因其可治療水土不服、上吐下瀉等急性腸胃炎、感冒、頭痛、霍亂等病症，是出外人必備藥之一，主要的成分也是以藿香為主，主要就是以藿香化濕疏散的功效，搭配其他如燥濕理氣的半夏、調和脾胃的炙甘草、健脾益氣的白朮等中藥材，做為解表化濕、外感風邪、胸悶腹脹之用，但陰虛火旺、血虛血熱者不適用，而且也不適合長期服用，容易傷陰耗液，雖然藿香是治療暑濕

的要藥，但中暑之人若症狀偏煩渴者，禁服。

（ 藿香茶 ）

食材

藿香葉 … 20公克
水 … 500 cc

做法

❶ 將藿香葉放水中泡10到15分鐘。

❷ 大火煮沸後，以小火續滾5到10分鐘。

❸ 倒出放涼後，即可飲用。

功效

此茶飲適合中暑發熱、胃脹、噁心想吐或胃口差的人飲
用，建議在飯後半小時飲用較佳，但陰虛或氣虛、多汗
的人不適合，雖然乾品也不錯，但新鮮藿香的香氣濃
郁，化濁去濕的功能較強，泡茶以鮮品為佳，但不適合
久泡，易使香氣消失，會影響療效。

茯苓：四時神藥茯苓，除濕聖藥老少皆宜

如果你吃過四神湯，裡面那片白色的中藥材就是茯苓，腹瀉、食欲不振、消化不良都可吃四神湯來補脾益氣、健胃止瀉，就是因為茯苓補脾健胃的功效，因其四季都能服用，且其性甘，能與各種中藥材良好搭配以治療外邪入侵，且多數人都能使用，故古人將茯苓稱為「四時神藥」。

茯苓是多孔菌科植物茯苓菌外層乾燥的菌核，多寄生在松樹根上的菌類植物，又名茯兔、雲苓、茯靈等，性味甘、淡、平，歸心、肺、脾、腎四經，《用藥心法》曰：「茯苓，淡能利竅，甘以助陽，除濕之聖藥也。味甘平補陽，益脾逐水，生津導氣」，由此可知其功效為利水滲濕、補脾健胃、生津止渴，同時還有寧心安神之效，主治嘔吐、腹瀉、頭暈目眩、口乾、脾氣虛弱、健忘、失眠，在臨床上多用於胃下垂、潰瘍性結腸炎、厭食症、酒精性脂肪肝、肝硬化腹水、膽結石、慢性腎炎、腎功能衰竭、口腔潰爛、流行性感冒、神經衰弱、冠心病、糖尿病、肺癌、胃癌、食道癌等。

《世補齋醫書》：「茯苓一味為治痰主藥。痰之本，水也，茯苓可以利水；痰之動，濕也，茯苓有可行濕」，中醫

認為脾虛無法運化水濕則生痰，而痰為百病之源，故利用茯苓可治痰祛濕達到健脾的效果，但《本草衍義補遺》曰：「若陰虛者，恐未為宜」，陰虛體質者多為陰液不足，平常就已經呈現盜汗、潮熱、尿黃乾便等症狀，若再食用茯苓，恐使陰液耗損得更快，而**茯苓也避免與酸性食物或食醋共食**，因酸味含多種有機酸，會減弱茯苓的藥效，故忌之。

根據現代醫理實驗證明，茯苓具有利尿、抗菌、抗腫瘤、增強免疫功能，及對降胃酸、預防幽門桿菌所形成的潰瘍皆有效。中醫所指的茯苓，多為白茯苓，為茯苓菌曬乾之後的白色成品，若看到的是黑色茯苓，則為茯苓皮，功效以利水為主，健脾次之，還有一種赤茯苓，「茯苓，白色者補，赤色者利」，功效除了利濕還有祛熱，雖然叫土茯苓，但跟茯苓完全不一樣，是百合科植物光葉菝葜的乾燥根莖，台灣極為少見。

（茯苓甘草薑湯）

食材

茯苓 … 8公克
薑末 … 1茶匙
炙甘草粉 … 2公克
水 … 適量

做法

❶ 茯苓以熱水煮開後，將茯苓濾出，留下茶湯備用。

❷ 薑末與炙甘草粉攪拌均勻。

❸ 倒入茯苓茶湯中，化勻後趁熱飲用。

功效

薑有發表祛寒之效，炙甘草能溫胃、補中益氣，多飲此湯能祛體內之寒氣，有利氣血循環。

蒼朮：蒼朮白朮分不清，看症狀下藥好健脾

　　蒼朮（朮音同「竹」），一種長得很像樹根的中藥，很多藥膳料理都會看到它的身影，為菊科植物北蒼朮或茅蒼朮的乾燥根莖，有一股特異之香氣，是一種多年生的草本植物，在《神農本草經》中被列為藥物的上品，屬芳香化濕藥，是祛濕的要藥。

　　《本草綱目》記載：蒼朮「治濕痰留飲……及脾濕下流，濁瀝帶下，滑瀉腸風。」其性辛、苦、溫、無毒，入脾、胃兩經，主治燥濕健脾、祛風濕，主要是針對濕氣困脾，導致脾運化失調所引起的症狀，例如：食欲不振、腹脹腹瀉、噁心想吐、關節肢體疼痛、兩目昏澀、惡寒發熱等，《本經》提到：「主風寒濕痹……輕身延年不飢」，表示使用蒼朮，久服可以讓痰濕所造成的風濕疼痛症狀變得輕鬆，是為輕身，對抗低血糖也有幫助，是為不飢，而現代醫理也發現，沒有糖尿病的人，服用蒼朮可提高血糖，糖尿病患者則可以降血糖；另外它也有調節腸胃運動的功能，能抑制胃痙攣、抗潰瘍，同時蒼朮內含維他命 A，有明目之效，而蒼朮獨特的香氣就來自其揮發油，揮發油被發現具有跟維他命 D 相同效果的成分，有助促進骨骼鈣化，同時也具有消毒滅

菌的功效，例如流感病毒、金黃色葡萄桿菌等，故《本草正義》云：「蒼朮芳香辟穢，勝四時不正之氣，故時疫之病多用之，最能驅除穢惡氣」，也可內服對抗身體癌細胞生長。

還有一種與蒼朮極為類似的中藥材，稱為白朮，在神農本草經中，白朮與蒼朮都稱為朮，都列為上品藥，兩者並未分家，可見其功用類似，都有健脾燥濕之效；後代認為兩者功效不同，應將其區隔，故分為蒼朮及白朮。

蒼朮與白朮皆為菊科，白朮是菊科植物白朮的乾燥根莖，呈黃白色，性甘苦微溫，入脾、胃二經，主要功能是補脾燥濕、健脾和胃，白朮主治是因為脾虛生濕，造成身體濕困、水腫、體虛自汗、消化不良等現象，多為虛證；而蒼朮則是應用在濕濁阻滯，導致脾胃受困時，多為實證，如風濕、感冒等，所以陰虛內熱、體虛多汗的人就得用白朮入藥而非蒼朮，故白朮主為補氣藥，而蒼朮為祛濕藥的主要用藥。在食用上，兩者都要避免與寒性食物共食，如白菜，朮類性溫，白菜性冷，兩者共食會降低藥效；而大蒜等辛香料食材，也因其含有揮發油類，會與同具有揮發油的朮類中藥材相牴觸，改變其藥性，所以也要避免共食。

（ 蒼朮茶 ）

食材

蒼朮 … 10公克
綠茶 … 3公克
熱水 … 300 cc

做法

❶ 蒼朮及綠茶放入壺中。

❷ 將熱水倒入，悶蓋約3到5分鐘後，即可飲用。

功效

蒼朮茶是中國傳統藥茶方中的藥飲，主要功能是燥濕辟穢、解鬱健脾，可治療脘痞腹脹、食欲不振、倦怠、濕氣困脾等症狀。

石斛：石斛經濟價值高，黏液多醣降血糖

古代文人將「梅蘭竹菊」稱為四君子，以標榜君子的清高品德，其中蘭花象徵高貴、不同流合汙，在蘭科植物中，石斛蘭是第二大屬，2000多種的石斛蘭中有40多種具有藥用功能，而這藥用功能，就是它一開始廣為人知的部分，不僅被《神農本草經》列為上品，也是衛福部列為可藥食同源的中藥材之一，台灣的石斛多為中國進口，且品質良莠不齊，近幾年來種苗改良場已經在進行培育，繁殖出台灣第一個人工雜交的藥用石斛新品種。

石斛蘭的藥用部分是取它的莖，稱為石斛，石斛是蘭科植物金釵石斛或霍山石斛及同屬近緣植物的乾燥莖，新鮮石斛呈青綠色，性甘、淡、微鹹、寒、無毒，具有滋陰益胃、生津止渴解熱的功效，《本草綱目拾遺》：「清胃，除虛熱，生津，已勞損。以之代茶，開胃健脾」，臨床上用於治療萎縮性胃炎、厭食症、營養不良、風濕熱、糖尿病、近視、青光眼、傷寒、胃癌、血管瘤等疾病。

新鮮石斛咀嚼時會發現其含有黏液，實驗發現，石斛的黏液多醣能活化脾臟細胞，而其具生物活性的黏液多醣萃取物之組成為葡萄甘露聚醣，葡萄甘露聚醣是一種可溶性的

膳食纖維，具有降血糖、抗糖尿病、通便、減重、抗發炎的療效，石斛所含的石斛鹼等有止痛退熱的作用，並且可促進胃液分泌，幫助消化，故《本經》說：「補五臟虛勞羸瘦，強陰，久服厚腸胃。」

（ 石斛麥門冬茶 ）

食材

石斛 … 9公克　　　　　熱水 … 300 cc
麥門冬 … 6公克

做法

❶ 將石斛與麥冬放置於壺中，注入熱水。

❷ 悶泡15到30分鐘後，即可飲用。

功效

麥門冬有養陰潤肺、益胃生津之效，主治大便乾硬、口渴咽乾、乾咳痰黏或心煩失眠等，《別錄》記載：「療虛勞客熱，口乾燥渴……保神，定肺氣，安五臟」，現代實驗也證實其有降血糖、擴張外周血管、提高免疫、抗菌等作用，與石斛共飲，可養胃生津、滋陰益臟，但大便溏瀉、胃痛、胃酸過多、食欲不振的人不適合。

砂仁：
虛不受補怎麼辦？添加砂仁先調脾胃

　　中醫常說虛不受補，一個人如果身體虛弱，這時候吃再多的補品都不能幫助他恢復健康，還可能會造成身體負擔，最主要的原因就是腸胃功能太差，無法吸收營養，反而一吃補品就出現上火、口乾、腹脹、消化不良等症狀，這時候中醫就會加入中藥材砂仁來改善腸胃問題。

　　砂仁，又名縮砂仁、陽春砂、香砂仁，為薑科植物陽春砂、縮砂或海南砂的乾燥成熟果實，長相飽滿、呈橢圓形，有一股獨特香氣，《本草經疏》記載：「氣味辛溫而芬芳，香氣入脾，辛能潤腎，故為開脾胃之要藥」，根據現代研究發現，其揮發油具有芳香健胃的功效，能促進胃液分泌，所以有消脹的作用，中醫將其歸為芳香化濕藥。

　　砂仁性味辛溫無毒，入脾、胃、腎三經，主要用於化濕行氣、溫中止嘔止瀉，對於現代人常因壓力、暴飲暴食、飲食不正常或吃過油過甜等行為導致濕氣困脾，**使用砂仁能改善脾胃濕阻或脾胃氣滯的問題，如胃腹脹痛、食積、消化不良**；腸胃虛寒常泄瀉的人，砂仁也有止瀉、止嘔的作用，對懷孕婦女的噁心嘔吐也有理氣安胎之效，故《本草綱目》

云：「肺醒脾，養胃益腎，理元氣，通滯氣，散寒飲痞脹，噎膈嘔吐，止女子崩中」，臨床上常用於萎縮性胃炎、功能性消化不良、上消化道潰瘍、營養不良、小兒厭食症、妊娠惡阻等。胃部不適的人都可以服用砂仁，但陰虛有熱者忌用。

（ 砂仁粥 ）

食材

砂仁 … 3公克　　　　　熱水 … 600 cc
白米 … 75公克

做法

❶ 白米洗淨、砂仁搗成粉備用。

❷ 白米倒入鍋中，加水熬煮，待米心熟透放入砂仁粉熬成粥即可關火。

❸ 若不想將砂仁搗成粉，也可先將砂仁加水熬煮至剩一半水量後，倒入白米煮成粥即可。

功效

此粥有助改善消化不良、胃脹氣等症狀，適合作為早餐食用，可強健脾胃功能，幫助舒緩胃嘟嘟的問題，陰虛火旺的人不適合此粥品。

芡實：
乾隆時期的四神湯，可健脾也可止瀉

　　四神湯相傳是清朝皇帝乾隆下江南時，同行的四位大臣累倒了，有人開出「芡實、蓮子、淮山、茯苓」燉煮豬肚的藥方來醫治四位大臣，沒想到四個人因此而康復，乾隆就昭告天下「四臣事成」，所以以「芡實、蓮子、淮山、茯苓」為藥膳的「四臣湯」就此問世，後來因「臣」跟閩南語的「神」發音類似，故又名為「四神湯」。

　　傳統的四臣湯「芡實、蓮子、淮山、茯苓」都屬於味甘的中藥材，都有平補健脾胃的功用，還有利水滲濕、消水腫、調整腸胃功能、補脾澀腸、生津益肺、補腎止帶等作用，不過現在為了價位及口感上的考量，一般市面上吃到的四神湯，芡實已改為薏仁，一個是利水滲濕的中藥材，另一個則是收斂藥，兩者雖都有健脾的功效，功能卻大大不同。

　　芡實為睡蓮科植物芡實的成熟種仁，性味甘澀平，入脾、腎二經，呈圓形，主要功效為補腎益精、健脾止瀉、鎮痛鎮定，屬收澀藥，常用於消化不良、腎炎、關節痛、神經痛等疾病，同時也有祛濕止帶的功效，故能治帶下病（婦科疾病），《本草求真》記載：芡實「味甘補脾，故能利濕，

而使泄瀉腹痛可治……味澀固腎，故能閉氣，而使遺帶小便不禁皆愈。功與山藥相似，然山藥之補，本有過于芡實，而芡實之澀，而有勝于山藥」，在臨床使用上，芡實與山藥的功效類似，只是山藥多了補氣養陰之效，而蓮子與芡實皆屬收澀藥，用途也差不多，但蓮子多為輔助之用。同時芡實還有補腎益精的功用，有助解決男性的遺精、滑精等症狀，所以芡實可說是男女老少皆宜的中藥材。

據說勾芡之所以名為勾芡，就是因為一開始使用的是用芡實所磨成的粉末，芡實因產量少，太白粉、地瓜粉等各種澱粉紛紛出現，所以就沒人用芡實來勾芡了。

五神湯

食材

芟實 … 20公克

茯苓 … 20公克

薏苡仁 … 40公克

新鮮蓮子 … 40公克

新鮮山藥 … 40公克

調味料：

鹽 … 少許

做法

❶ 芟實、薏苡仁泡水30分鐘。

❷ 新鮮蓮子取出蓮子心後，以熱水浸泡20分鐘（蓮子心若不取出會有苦澀味，用熱水浸泡可加速煮熟時間，中藥行買的蓮子，可省略此步驟，直接與芟實一起泡水即可）。

❸ 新鮮山藥削皮，洗淨後切成小塊狀，鹽水浸泡。

❹ 將所有中藥材瀝乾，倒入鍋中注水500 cc，煮至蓮子軟化後，加入切塊的山藥共煮。

❺ 煮滾後加適量鹽巴即可食用。

功效

五神湯能健脾固胃、祛濕利水，是大家都能食用的平補藥膳，但也不適合天天喝，其利水的作用反而容易使身體變虛，倦怠無力的人也不適合多食，如果是脾胃虛的人，可加入豬肚或豬小腸來補脾胃，不想過度油膩，可加入魚片、排骨或瘦肉來增添風味。

黨參：
藥性堪比人參，黨參補脾有一套

根據五色入五臟的理論，黃色的食物能健脾、增強脾胃運化功能、幫助消化等，如人參、黨參、山藥、甘草等都是，其中黨參是中醫常用的補氣藥，其補氣功效雖不如人參強，但基本功能都與人參差不多，價格又比人參便宜，故常作為人參的替代品使用，早年都由中國進口，近幾年台灣也引進黨參種原進行栽培研究，預期未來可以更親民的價格及品質，來讓民眾作為日常保健之用。

黨參，別名潞黨參、汶黨參、台黨等，為桔梗科植物黨參的乾燥根或其同屬多種植物的根，色黃白，是一種多年生的草本植物，其性味甘平，入脾、肺二經，《本草從新》記載：黨參「主補中益氣，和脾胃，除煩渴。中氣微弱，用以調補，甚為平妥」，具有補中益氣、強脾健胃、除煩止渴之效，中氣不足之人多食黨參，可改善食欲不振、便溏、體虛倦怠的症狀，黨參也入肺經，故對肺氣虧虛的人，也有補益肺氣之功能，可祛痰鎮咳，對氣血兩虧的頭暈、心悸也有益氣補血之效，所以臨床上多用在脾胃虛弱、萎縮型胃炎、貧血、產後惡露不止、子宮出血、神經衰弱、冠心病、肺結

核、慢性支氣管炎、胸膜炎、紅斑性狼瘡、鼻咽癌、子宮頸癌、卵巢癌等疾病上。

雖然黨參與人參功用相同，但黨參補元氣的藥性弱於人參，病情較為嚴重須補氣的患者，在選擇上要以人參為主，但用量還是交由專業醫生判斷為佳，若是病後復原、營養不良，就可考慮黨參搭配其他中藥材進行調補，但氣滯、火盛的人忌用。

現代研究發現黨參的根含有多醣體、皂苷類、黃酮體、維生素、胺基酸及微量元素等成分，可調節血壓、血糖、抗衰老、提升免疫力、抗發炎、促進新陳代謝、增強胃黏膜細胞、調節腸胃吸收及抗潰瘍、抗腫瘤、提高記憶力等，除此之外，研究也發現黨參的花、莖、葉也都含有抗氧化及黨參炔苷成分，未來將朝可全株利用的藥食兩用中藥材發展。

(黨參茶)

食材

黨參 … 10公克　　　蜂蜜 … 少許
綠茶 … 3公克　　　　水 … 400 cc

做法

❶ 將黨參與綠茶放入鍋中，注入水400 cc，開火煮滾，
轉小火續滾20分鐘後熄火。

❷ 倒入杯中，加入少許蜂蜜即可飲用。

功效

綠茶可降低膽固醇、提振精神，可預防食道癌、胃癌等
多種癌症，蜂蜜可滋陰潤肺、消除積食、護膚抗衰老，
日常多喝本茶飲有助補脾肺氣、增強免疫力。

雞內金：
你所不知道的雞胗，暗藏保胃中藥

　　中醫所使用的中藥材可分為第一種植物藥，如黨參、人參、茯苓等等，一般常見的中藥材多為植物藥；第二種是礦物藥，如磁石、琥珀、雲母、珍珠、朱砂、滑石等；第三種是動物藥，如牡蠣、蟋蟀、羊肉、海螵蛸（墨魚骨）、雞內金等，其中雞內金是喜歡吃滷味或黑白切的人看過的一種珍饈，那就是雞胗，中藥材雞內金就是雞胗的內壁，洗淨曬乾後的成品。

　　《本草綱目》記載：雞內金「治小兒食瘧，療大人淋漓反胃，消酒積，主喉閉乳蛾，一切口瘡，牙疳諸瘡」，其性味甘平，歸脾、胃二經，主要的功用在於消食健胃、除熱止煩，舉凡消化不良、食積、反胃嘔吐、厭食、噯氣（帶酸氣的打嗝）、瀉痢，同時對腎結石、膽結石也很有療效。

　　為什麼雞內金可以做到去石消食的作用？這跟雞的構造很有關係，雞內金是雞的胃（雞胗）裡面的內膜，顏色為金黃色，故稱為雞內金，雞沒有牙齒可以咀嚼食物，雞除了把食物吃進肚，也會吃砂石，兩者在胃裡相互搓磨，砂石會把食物磨小幫助消化，所以雞的胃又稱為砂囊，故當雞內金

作為中藥材使用的時候，它也具有消磨人體體內產生的石頭或食物的功用，所以脾虛無積的人忌用，若是作為消食健胃之用，飯前服用效果更佳。

　　現代研究也發現雞內金含有胃激素、胺基酸、胃蛋白酶等成分，服用雞內金粉後，會增加胃液的分泌及酸度，故能提高消化之能力，所以在使用上，研磨的效果比煎劑好，所以多研磨成粉末後服用。

內金鯛魚

食材

雞內金 … 6公克
鯛魚 … 兩片

調味料：
醬油 … 少許
生薑 … 數片
米酒 … 少許

做法

❶ 鯛魚洗淨、切片，生薑切片。

❷ 將切片鯛魚與雞內金、生薑置於盤中，淋上醬油、米酒，放入電鍋中蒸熟。

功效

內金鯛魚對飲食不節、食積所造成的腸胃不適，都能達到健脾開胃、消痞化積的作用。而台灣盛產鯛魚，一年四季都可享用，鯛魚熱量低、高蛋白，且含有不飽和脂肪酸可降低膽固醇，也有多種礦物質鈉、鉀、鈣、鎂、磷及維生素E、維生素B群及C和多種胺基酸，可以幫助消除疲勞、安定神經、維持腸胃正常運作、穩定血壓，是可以多多品嘗的好食材。

萊菔子：
蘿蔔整根都能吃，萊菔子消積化痰治食積

「冬天蘿蔔賽人參」，指的是冬天盛產的蘿蔔，含有豐富的維他命B群及C、礦物質、膳食纖維等營養成分，能幫助腸胃蠕動、增強免疫力、預防大腸癌形成，蘿蔔皮含有蘿蔔硫素，能誘發肝臟啟動解毒酵素的活性，蘿蔔葉含有大量維生素C及膳食纖維，有助腸胃蠕動、消化、預防便祕，可說是從葉到肉都是營養滿分，而蘿蔔子則是作為中藥材之用，與蘿蔔一樣，同樣具有消食導滯的功效。

蘿蔔子，中藥材名為「萊菔子」，是十字花科植物萊菔乾燥成熟種子，為何稱為萊菔？《本草綱目》：「釋名：蘆菔、蘿蔔……上古謂之蘆菔，中古轉為萊菔，後世訛為蘿蔔。氣味：根辛甘，葉辛苦。溫，無毒」，所以萊菔就是我們所說的蘿蔔，長相橢圓或接近三角形，表面呈紅棕色，入脾、肺兩經，消積化痰、降氣定喘，主治食積氣滯、胸腹脹滿、咳嗽痰喘、痢疾後重，臨床上多應用在厭食症、營養不良、胃炎、消化性潰瘍、便祕、腸梗阻、細菌性痢疾、原發性肝癌、糖尿病、高血壓、甲狀腺功能亢進、肥胖、酒精中毒等疾病，但氣虛血弱者忌用，氣虛無痰滯或無食積者也要

小心使用。

　中醫臨床上常用的「三子孝親湯」，是明朝名醫韓天爵所寫的方子，多用在老人濕滯生痰、腹脹懶食之症，故名為孝親，就是使用萊菔子主降氣化痰、紫蘇子主平喘消痰與白芥子主利氣豁痰三者行氣消導的特性，所製成的平喘化痰藥，對於老人咳喘、慢性支氣管炎都有效。萊菔子會影響人參的藥性，所以兩者不能同時食用。

（ 萊菔陳雙湯 ）

食材

萊菔子 … 10公克
陳皮 … 10公克
排骨 … 100公克
蘿蔔 … 200公克
水 … 600cc

調味料：
鹽 … 少許

做法

❶ 蘿蔔削皮、切塊，排骨洗淨，過熱水去雜質。

❷ 萊菔子與陳皮放入鍋中，注水煮滾後，加入蘿蔔及排骨燉煮。

❸ 煮至蘿蔔軟化，並加入鹽巴調味後，即可關火品嘗。

功效

陳皮能燥濕化痰、理氣健脾、止嘔解膩，與蘿蔔共煮可增添蘿蔔鮮味，如果覺得胃脹難受，或打嗝、放屁有食物的味道，都可以煮萊菔雙湯來緩解胃部的不適。

22 十道養胃護腸食譜

　　很多人都知道藥膳養生的主角是中藥材，在4,000多種常用的中藥材中，約有500多種可作為藥膳的原料，其中較安全、常用且味道香甜可口的約有50多味，例如紅棗、枸杞、白朮、枳實、荷葉、山藥、茯苓、生薑、陳皮、木香、黨參、西洋參、紅參、半夏、甘草、蒼朮、丁香、肉桂、熟地等。以下介紹十道以中藥材為基本調味的經典藥膳，出處為常用民間保健方、各地方名菜，及《本草綱目》等古籍，大多流傳已久，安全無毒，建議想要透過藥膳養生的讀者斟酌食用，多種輪替，一來豐富菜色，二來兼顧養生，何樂而不為！

（　八寶粥　）

改良八寶粥，脾虛者的甜點

食材

薏仁 … 25公克
芡實 … 25公克
蓮子 … 25公克
桂圓肉 … 25公克
紅棗 … 25公克
紅豆 … 25公克
白米 … 300公克
水 … 1000 cc

做法

❶ 糯米洗淨泡水30分鐘，紅豆也泡水30分鐘。

❷ 其餘食材全部加入鍋中，倒水開火，先以大火煮滾後，改以中小火續滾。

❸ 糯米米心熟透後即可食用。

功效

薏仁主健脾止瀉、芡實主健脾止瀉、蓮子主開胃養心、桂圓肉補益心脾、紅棗補脾味益氣生津、紅豆利水除濕、白米補脾胃養五臟，是一款適合脾虛氣短、胃虛食少、浮腫便溏的人，作為主食或點心食用的一道藥膳食補。

一般市面上的八寶粥多加了紅豆、花生、燕麥等食材，口味上多偏甜，雖然說甘味入脾，有益脾臟運化，但甜吃多了，濕氣更無法排出，所以中醫才會說甜味會加重濕氣，這款以薏仁、芡實、蓮子等中藥材為基底的八寶粥，有補脾益肺的效果，可改善脾氣虛所引起的乏力、多痰、浮腫、便溏等，而且又有桂圓、紅棗、紅豆、白米的天然甜味，可滿足對甜味的渴望，如果真的想吃甜食，可在起鍋前加入少許的砂糖，攪拌均勻後品嘗，又會是另一種不同的甘甜滋味。

注意：腸胃積滿者、大小便不利者。

(荷葉飯)

再現古醫書上的荷葉飯，清香補氣健脾

食材

白朮 … 10公克
枳實 … 5公克
白米 … 180公克（約一杯量）
荷葉 … 1片

調味料：
鹽 … 少許

做法

❶ 荷葉洗淨後蒸熟。

❷ 白米洗淨放入中藥材，拌入鹽巴調味，備用。

❸ 在蒸熟後的荷葉上放入白米及藥材後，妥善包妥後，放入鍋中蒸熟（外鍋一杯水）。

❹ 鍋跳起後，取出荷葉飯置於盤中，待涼卻，打開荷葉，拿出中藥材即可趁熱食用。

功效

金元名醫李東垣是中醫脾胃學說的創始人，在他所著的《脾胃論》中有一個藥方名為「枳朮丸」，將白朮、枳實、荷葉三藥材入藥水煎服或製成小丸服用，有健脾消痞之效，能增強消化吸收功能，本藥膳就是將李東垣的「枳朮丸」改良，加入白米共煮，可作為日常主餐之用。白朮性甘苦微溫，入脾胃二經，有補氣健脾之效；枳實味苦酸寒，可化痰消積、利膈寬胸；荷葉則能清熱解暑、強脾胃，所以對慢性胃腸炎、消化不良、腹脹痞滿、食不下嚥、泄瀉者都可藉由這道藥膳來調理。

注意：脾胃虛弱者及孕婦慎用，大量服用枳實可能會有腹脹的副作用。若非消化不良或咀嚼能力尚佳，可將白米改為五穀雜糧，減少精緻澱粉的食用。

（ 東坡玉糝羹 ）

簡單山藥開胃，內藏父子情

食材

山藥 … 100公克
白米 … 180公克
水 … 500 cc

做法

❶ 白米洗淨泡水，山藥削皮切塊。

❷ 將白米與山藥倒入陶鍋中，開大火煮滾後轉小火慢滾。

❸ 白米熟透後，即可關火，悶約1到2分鐘，即可享用。

功效

「東坡玉糝羹」是一道極具歷史的料理，據傳是北宋蘇軾晚年被貶至海南島時，當地在當時是一片蠻荒之地、環境惡劣，「食無肉、病無藥、居無室」，他的兒子蘇過

為了蘇軾就用當地的山藥做成玉糝羹，蘇軾吃完之後大為讚賞，「香似龍涎仍釀白，味如牛奶更全清，莫將南海金齏燴，輕比東坡玉糝羹」。山藥有補氣養陰、益筋骨、補脾肺臟的功效，所以這道「東坡玉糝羹」具有固腸胃、補中氣、生津止渴、止瀉之效。

注意：雖然熱量低，但升糖指數較米飯來得高，吃進人體會讓血糖迅速上升，所以糖尿病患者要慎用。

（紅參苓朮燉牛肉）

緩解胃腹脹痛

食材

紅參 … 10公克
茯苓 … 10公克
白朮 … 5公克
牛肉塊 … 200公克
薑片 … 少許
水 … 300 cc

調味料：
鹽 … 少許

做法

❶ 牛肉洗淨切小塊、中藥材洗淨備用。

❷ 準備一鍋滾水，將牛肉塊放入滾水中汆燙後撈起，冷水洗淨備用，先行汆燙是為了去除髒汙，同時可讓牛肉的肉汁鎖在肉裡不流失。

❸ 將汆燙後的牛肉塊及中藥材、生薑一起放入鍋中，注入300 cc水，以隔水加熱的方式熬煮兩小時，起鍋前加鹽巴調味即可關火食用。

功效

紅參是人參的加工品，性溫甘苦，入心、肺、脾三經，對於體虛疲倦、氣短喘促、食少吐瀉、脾腎虛寒、中氣不足、陽痿、尿頻等症狀都能起到大補元氣、益氣攝血、補脾益肺、提高免疫力的功效；而茯苓則能利水滲濕、補脾健胃；白朮能修復脾運化不良所引起的消化不良、脹滿、嘔吐、瀉痢的症狀；雖然都建議大家少吃紅肉、多吃白肉以減少膽固醇，但牛肉對脾胃虛弱之人有補中益氣的作用，能改善頭暈目眩、大便泄瀉、病後體虛、氣短等症狀，所以此藥膳適用脾胃虛弱所引起的胃腹脹痛、食欲不振、泄瀉，或是營養不良、久病體虛的人。

注意：有三高的人不適合多吃牛肉，牛肉屬溫燥食物，有感冒發燒的人也要忌食，另外牛肉肉質較為堅硬，如果沒有煮到軟嫩，反而會為腸胃帶來負擔、更不易消化，所以在熬煮及挑選上也要特別留意。

（陳皮棗參燉排骨）

甜甜鹹鹹，緩解風濕痛

食材

陳皮 … 4公克
紅棗 … 3顆
西洋參 … 21公克
木香 … 13公克
金線連 … 9公克
排骨 … 25公克
水 … 1300 cc

調味料：
鹽 … 少許

做法

❶ 排骨洗淨，準備一鍋熱水，以滾水汆燙後撈起，再以冷水洗淨備用。

❷ 金線連、西洋參、陳皮、木香以紗布袋包起。

❸ 將排骨、中藥材包及紅棗一起放入已注好水的鍋中，開火，先以大火煮滾後，改中小火繼續燉煮1小時。

❹ 撈出中藥材包，加鹽巴調味後，即可關火。

功效

陳皮性苦微辛溫，入脾、肺二經，多為脾胃氣滯之用，西洋參性苦微甘寒，入心、肺、腎三經，主要功用為補氣、養胃生津、降血糖，對勞累過度、氣血兩虛、煩躁易怒、口乾舌燥、食慾差的人都可服用西洋參來改善；「藥王」金線連味甘性涼，入腎、心、肺三經，有清熱、涼血、祛風利濕等功效，最新研究也發現台灣金線連可抗發炎、促進白血球增生，還含有多醣可降低腸道內的pH值，促進鈣吸收、促進益菌生長；而木香則有健胃理脾、行氣導滯之效，能鎮吐、止瀉、利尿、解胸腹脹痛；紅棗能調和脾胃；排骨潤腸胃、生津液，故風濕腫痛、脾胃運化不佳、腹瀉嘔吐、胃脹氣者，皆適合食用。

（ 胡椒豬肚湯 ）

暖腸潤胃，潰瘍者的好食補

食材

豬肚 … 1個
白胡椒 … 15公克

調味料：
鹽 … 少許
米酒 … 少許

做法

❶ 新鮮豬肚買回來後，先以麵粉或粗鹽搓揉表面，直到摸不到黏膩感為止。

❷ 將搓好的豬肚放入滾中汆燙，待水再次滾起後撈起沖冷水，洗淨雜質及黏末。

❸ 橫向切開豬肚，刮除內部的油脂，避免吃進過多油脂（若是購買超市已處理好的豬肚，也可檢查是否有多餘油脂暗藏其中）。

❹ 將清洗好的豬肚與拍碎的白胡椒、米酒一同下鍋，注入與食材同高的水量，上蓋以小火燉煮一小時（或放入電鍋，外鍋放兩杯水）。

❺ 起鍋前以筷子檢查熟度，若是筷子可輕鬆穿過豬肚，就可以調味關火，若穿不透則續燉至穿透為止。

❻ 起鍋待豬肚冷卻，即可切片享用。

功效

白胡椒豬肚湯是中國廣東、香港地區常見的煲湯，主要是做為祛寒暖胃的湯品來食用，食材很簡單，就是白胡椒跟豬肚兩種。胡椒為胡椒科的果實，未成熟的果實採收、曬乾就是黑胡椒，若等果實變紅時採收，浸水，去除果皮、曬乾，就成了白胡椒，胡椒味辛性熱，入胃、大腸經，溫中止痛、消痰解毒，主治胃寒胃腹冷痛、嘔吐、泄瀉，有開胃的功效，《本草綱目》：「暖腸胃，除寒濕反胃，虛脹，冷積，陰毒，牙齒浮熱作痛。」

黑胡椒與白胡椒的差別在於黑胡椒氣味濃郁、油脂高，藥用價值以白胡椒較高。《本草綱目》記載豬肚「暖腸胃，除寒濕反胃，虛脹冷積，陰毒」，有胃潰瘍、胃寒的人都可多食「白胡椒豬肚湯」來改善，如果因為受寒而引起的腸胃不適、消化不良，也可喝此湯來暖胃，除了豬肚外，也可加入雞肉或排骨來添加風味。

注意：陰虛有火的人不適合吃胡椒。

(七物雞湯)

比四物多三物，胃酸過多者的良藥

食材

黨參 … 20公克
薑半夏 … 13公克
黃連 … 6.5公克
甘草 … 6.5公克
紅棗 … 13公克
乾薑 … 13公克
生薑 … 13公克
雞肉 … 500公克
水 … 1000 cc

調味料：
鹽 … 少許
米酒 … 少許
胡椒粉 … 少許
青蔥 … 20公克

做法

❶ 雞肉洗淨切塊、生薑切片、乾薑切片、青蔥切細成蔥花。

❷ 黨參、薑半夏、黃連、甘草、乾薑、生薑放入紗布袋中包起後，與雞肉、紅棗一起放入鍋中，倒入清水及米酒一起燉煮，先以大火煮開後，轉小火繼續燉煮40分鐘。

❸ 起鍋前加入胡椒粉及鹽巴調味，並加入蔥花，等再次滾起後，即可關火。

功效

薑半夏為半夏的炮製品，性味辛溫有毒，入脾、胃、肺三經，有降逆止嘔、燥濕化痰的作用，是治療嘔吐的主要用藥，胃炎、胃下垂、消化性潰瘍、消化不良者都可用半夏來治療；黃連性味苦寒，入心、肝、脾、胃、膽、大腸六經，有抗菌、解熱、降血壓的作用，能治療消化道引起的各種發熱、噁心、腹痛、水便等症狀，同時現代研究也發現黃連對幽門桿菌有調理、殺菌的作用，所以黃連入藥可中和胃酸、治療胃痛；黨參是強脾健胃的補氣藥；乾薑主健胃鎮痛；生薑能溫中止嘔、改善消化不良、食欲不振；紅棗則益氣生津，甘草主補脾胃，兩者還可調節黃連的苦，用此七物入湯可緩解胃酸過多的症狀。

注意：孕婦、陰虛有熱者都不適合用半夏，黃連不適合久服，易傷脾胃。半夏不宜與羊肉、海藻共用，黃連也不適合與豬肉共食。

（ 吳茱萸魚湯 ）

名醫張仲景的食補藥膳

食材

吳茱萸 … 9公克
人參 … 9公克
生薑 … 20公克
紅棗 … 4枚
鯛魚片 … 1包

調味料：
鹽 … 少許
米酒 … 少許
蔥 … 少許

做法

❶ 鯛魚片洗淨、生薑切片。

❷ 生吳茱萸要先以熱水燙洗，洗掉其黏液，以減輕對胃的負擔，將洗好的吳茱萸與其他食材放入鍋中，注水至沒過所有食材，以隔水加熱的方式清蒸魚片半小時後，即可熄火享用。

功效

吳茱萸湯是取自東漢名醫張仲景所著的《傷寒雜病論》中的藥方，能溫中降逆、補虛止嘔，吳茱萸辛苦溫有小毒，入甘、腎、脾、胃四經，《本草綱目》記載吳茱萸「辛、溫、有小毒」主治「中風、嘔吐、胸滿、頭痛、心腹冷痛、胃氣虛冷，口吐酸水、赤白痢（脾胃受濕，下痢腹痛，米穀不化）、婦女陰寒，久不受孕、全身發癢」，以吳茱萸溫中止瀉、燥濕散寒的功效，搭配人參的溫中補虛、補脾益肺；生薑的溫胃散寒及紅棗的益氣補脾、中和藥性，三藥合用可止嘔吐、逆氣平、胸膈滿悶、胃痛等症狀，胃下垂、胃酸過多、嘔吐、急性吐瀉的人都適合此藥膳。而鯛魚含蛋白質、多種礦物質、人體必需胺基酸及脂肪酸，熱量又低，可降低膽固醇、維持神經及腸胃正常運作，是清爽又健康的好食材。

注意：胃熱嘔吐、脾胃虛弱、陰虛火盛的人要忌用。

（ 丁香鴨 ）

川中名菜，色香味俱全的止嘔藥

食材

丁香 … 5公克
肉桂皮 … 5公克
豆蔻 … 5公克
鴨腿 … 2只

調味料：
生薑 … 15公克
蔥 … 20公克
冰糖 … 30公克
香油 … 25公克
鹽 … 少許
滷包 … 一個

做法

❶ 鴨腿洗淨、生薑及蔥拍破待用。

❷ 丁香、肉桂及豆蔻放入鍋中，注水3500 cc，以水煎煮20分鐘兩次後，濾出藥汁約3000 cc。

❸ 將藥汁、鴨腿、生薑及蔥全部放入鍋中，以小火煮至六分熟，撈起放涼。

❹ 另起一鍋放入滷包及水500 cc煮滾後，放入鴨腿以文火續煮至鴨腿熟透後，撈起鴨腿及滷包。

❺ 在滷汁鍋中放入冰糖、鹽巴攪拌均勻後,將鴨腿再次放入,以湯勺將滷汁慢慢淋在鴨腿上,待鴨腿皆沾附滷汁並呈現亮紅色時撈出,關火(此過程全程保持文火)。

❻ 將鴨腿放置盤中,塗抹上香油後,即可切塊享用。

功效

《本草綱目》記載「丁香,辛、溫、無毒,主治突然心氣痛、小兒吐瀉、胃冷嘔逆、朝食暮吐、反胃,氣噎不通」,反胃則用丁香、木香各一兩,每取四錢,水煎服,丁香有理氣溫中止痛、溫腎助陽的功效,為治療胃痛嘔吐的用藥,與生薑合用,可以治療胃部虛寒所引起的嘔吐、拉肚子;而鴨肉《本草綱目》記載:「鴨,水禽也,治水利小便,宜用青頭雄鴨。治虛勞熱毒,宜用烏骨白鴨」,其性味甘鹹平,入脾、胃、肺、腎四經,有滋陰養胃、健脾補虛的功效,所以丁香鴨適合體內有火、水腫、便祕、食欲不振的人來食用。

注意:丁香的揮發油對腸胃道有刺激性的作用,會刺激胃黏膜,所以雖然丁香可溫中止痛、止吐、止胃腹脹痛,使用時需小心用量。

〔 紅蒼金餅 〕

消化不良的最佳下午茶

食材

紅棗 … 250公克

蒼朮 … 30公克

雞內金粉 … 15公克

乾薑 … 6公克

麵粉 … 500公克

雞蛋 … 1顆

鹽 … 少許

橄欖油 … 少許

做法

❶ 紅棗去籽蒸熟、打成泥備用，蒼朮與乾薑加水250cc熬煮，取其汁備用。

❷ 乾薑與白朮熬煮的中藥液中加入紅棗泥、麵粉、雞內金粉、雞蛋、鹽巴攪拌均勻，揉捏成團狀，放置半小時。

❸ 鍋中倒入少許橄欖油，鍋半熱時放入麵糰，輕壓成圓形。

❹ 兩面煎至變色即可。

功效

蒼朮為袪濕的主藥，能燥濕健脾、明目、舒緩關節疼痛；雞內金則能消食健胃、止煩除熱；紅棗能調節脾胃不合，有助開胃及增加食欲，所以適合消化不良的人作為日常點心食用。

注意：體內濕氣不重或是要給老人、小孩共食，可將蒼朮改為白朮，一樣能達到開胃的效果。麵粉屬於碳水化合物，而且是精緻澱粉，不適合多吃，偶一為之就好。

23 十種養胃護腸穴位按摩法

四肢按摩

三陰交穴：脾經好脾健血足，還能增強免疫力

氣在中醫理論中是構成人體及生命最基本且最重要的物質，其中「衛氣」是專門對抗外邪保護身體的陽氣，而衛氣的產生來自於脾胃運化的水穀精微，如果脾胃失常，則衛氣無法生成，無法對抗入侵的病邪，同時，「脾主運化」，脾健則氣、血、津液都能輸布至全身，脾虛則各臟腑失養，因此想增強免疫力、補足陽氣、溫暖臟腑，就要先疏通脾經。

脾經是足太陰脾經的簡稱，足太陰脾經是主治「脾」發生所有病症的經絡，足太陰脾經循行的路線，起於大指之

圖23.1 三陰交穴

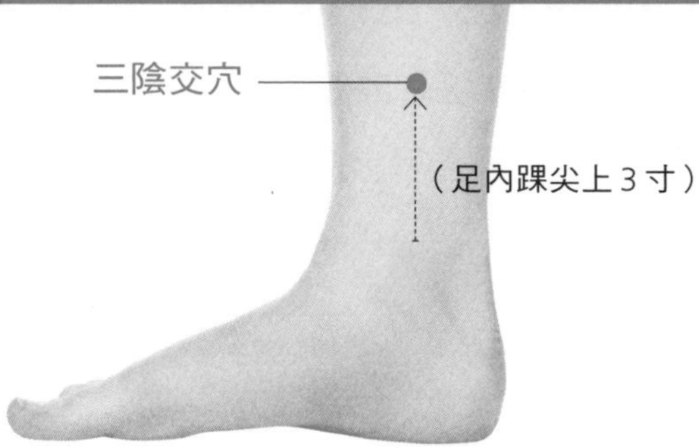

三陰交穴 ————●

（足內踝尖上3寸）

端（腳拇趾），經由小腿內側、大腿內側進入腹部後，通過橫膈、食管進入舌根，散布於舌下，分支則是從胃出，上行通過膈肌，注入心中，交於手少陰心經，如果脾運化失常則脾經就會產生病變，出現舌根痛、腹脹、腹瀉、胃痛、嘔吐、心煩、動作不靈活、身體沉重、膝股腫脹、腳趾疼痛等病症。

　　「三陰交穴」（圖23.1）是足太陰脾經、足厥陰肝經、足少陰腎經三條陰經交會之穴，故得名，位在小腿內側，足內踝尖上3寸，脛骨內側緣後方凹陷處，主要的功效為補脾土、助運化、疏下焦、祛濕通絡，手握空拳，用指關節敲打「三陰交穴」，每次敲打2到3分鐘，一天2到3次，對於

濕痺不能行、腸鳴溏泄、食不消化、水腫、脾胃虛弱、小便不利、糖尿病等都有效。「三陰交穴」又稱為「婦科三陰交」，能治療婦科疾病，例如子宮出血、帶下問題、不孕、產後惡露不止、血暈，或男性的遺精、遺尿、陽痿等疾病。

豐隆穴：調理脾胃，多按苗條

人體的器官、臟腑都是相輔相成，只要其中一個臟腑出了問題，其他臟腑也會跟著有狀況，胃經調理好，腸胃沒煩惱，身體也就百病除。足陽明胃經是主治胃腸疾病的經絡，起於瞳孔下方的承泣穴，沿著脛骨前脊外側，止於第二腳趾末節外側的厲兌穴，「豐隆穴」（圖23.2）是足陽明胃經的絡穴，所謂絡穴指的是溝通表裡兩經的穴位，《針經指南》云：「絡穴正在兩經中間……若刺絡穴，表裡同治」，也就是說「豐隆穴」為足陽明胃經（表）、足太陰脾經（裡）的絡穴，胃經及脾經都匯聚於此，故按摩「豐隆穴」時，可同時治療胃經與脾經的問題，是中醫調理脾胃的常用穴。

「豐隆穴」位在小腿前外側，外踝尖上8寸，脛骨前緣外二橫指處，取穴時先找到外膝眼（犢鼻），也就是膝蓋外側的凹窩，和足外踝尖間現的中點，隆起處即為「豐隆穴」，以大

拇指或是食指指腹重壓3分鐘，可調和胃氣、清神醒腦、化痰祛濕，多按此穴有助改善便祕、肥胖、水腫等症，如果胃脹氣不舒服，也可以按揉豐隆穴來改善，同時臨床上也常用來治療高血脂症或是腹部肥胖的病患。想減肥的人也可將左腳放於右腳的膝關節上，以左手中指指間用力掐「豐隆穴」1分鐘後，再換向操作，每天只要做一次，可以消積導滯，達到消脂的工作，但還是要進行飲食控制及運動，才能事半功倍。

圖23.2　豐隆穴

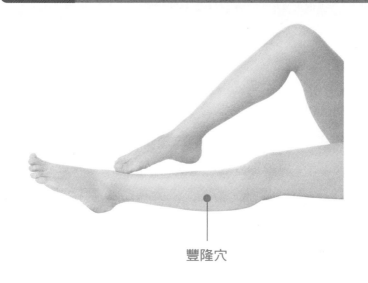

豐隆穴

足三里穴：改善腹脹與腹瀉

在中醫的經絡穴位中，位在足陽明胃經的「足三里穴」被稱為「長壽穴」，意思就是說常按「足三里穴」可調脾健胃、補中益氣、清熱化濕，而胃經主治腸胃疾病，脾為後天之本，脾健則百病除，故常按「足三里穴」得長壽。

「足三里穴」在小腿前外側，外膝眼（犢鼻）下3寸，故名足三里，取穴時，屈膝呈90度，手指朝下，手心對髕骨（膝蓋骨），無名指指端所指之處就是「足三里穴」（圖4.3）。

按摩時，以中指指腹用力按壓3分鐘，或是以艾條灸10到20分鐘，可以治療腸鳴、胃痛、食不下嚥、嘔吐、便祕、腹瀉、小便不利、消化不良、胃炎、胃潰瘍、十二指腸潰瘍、腸阻塞等消化系統問題，平常按壓則可以達到保健的效果。

癌症病人在進行放化療時，有的人可能只會有輕微的副作用，但有的人可能會非常嚴重，程度因人而異，常見的副作用包括疲倦、噁心嘔吐、腹瀉、吞嚥困難、關節僵硬腫脹或疼痛、掉髮等，如果是腸胃方面的症狀，可按壓「足三里穴」，改善腸胃消化、腹脹、腹瀉等問題。

腹部按摩

上脘穴：加速腸胃蠕動

武俠小說常說「打通任督二脈，可成武林高手」，中醫會說「打通任督二脈則氣血通」，任脈起於少腹，沿腹部而上至咽喉，是經脈交會之處，位在任脈上的「上脘穴」（圖23.3），是手太陽小腸經、足陽明胃經之會，靠近胃脘上方，故名，主治胃痛、胃炎、消化性潰瘍、胃下垂、胃痙攣、消化不良、食不下嚥等病，位在上腹正中線臍中上5寸處，常按揉此穴，可預防消化系統癌症的侵襲，按摩時，食指與中指併攏，以順時針方式按揉此穴3分鐘，每天2到3次，可以加速身體新陳代謝、幫助腸胃蠕動，有助消化。

圖23.3　上脘穴

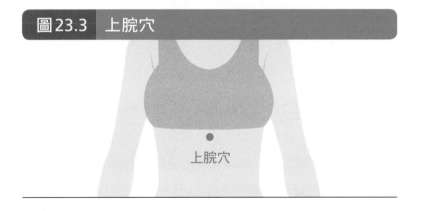

上脘穴

肚臍按摩：消除腹部贅肉，促進血液循環

　　雙手搓暖，以肚臍為中心，以左手的勞宮穴（圖23.4，握拳屈指，中指指尖對應掌心中央位置的穴位即為勞宮穴）對準肚臍，以雙手交疊的方式逆時針搓揉36次，再順時針搓揉18次，有助緩解因壓力、暴飲暴食、飲食不潔或受寒引起的胃痛。

　　臍周圍分布有肝經、腎經、脾經、胃經、任脈等重要經絡，所以如果肚子摸起來是冷的，或摸起來硬梆梆，表示氣血循環不好，內有濁氣或宿便等，不僅腸胃功能虛弱，女生易有婦科疾病、男生易不孕，在上一章節也提到，腹部的皮膚很脆弱，一旦寒氣從肚臍進入，容易引起肚子痛、腹瀉、感冒等情況外，也會造成女生經痛、宮寒無法受孕等，所以**常揉肚臍，還可以促進血液循環**，改善經痛及腹瀉等症狀。

　　在人體經脈中，有一條橫向運行的脈絡，稱為帶脈，因為它將所有縱向的經脈系在一起，所以有「總束諸脈」的作用。帶脈的位置是以肚臍為中心畫一條橫線，再以腋下為起點畫一縱向直線，兩條線的交會就是帶脈穴，將腹部兩邊的帶脈穴連接起來，繞身一周，就是帶脈所在，平常手握拳，以拳頭側面沿著帶脈輕敲30到50圈，可以消除腹部贅

肉、促進帶脈的血液循環,同時會增強腸道的蠕動,改善便祕。中醫稱婦女病為帶下病,就是因帶脈得名,所以敲打帶脈,也能改善婦女的痛經、宮寒、月經不順等問題。

圖23.4 勞宮穴

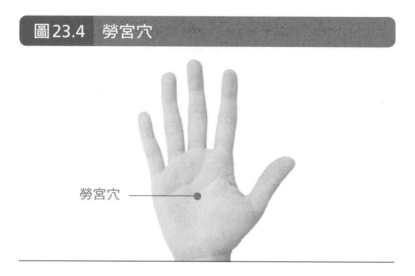

勞宮穴 ————

手部按摩:雙手萬能,不同按法解決胃不適

第一章我們介紹過「手部反射區」,也就是我們的身體部位及器官,在雙手都有相對應的區域,所以當身體某個臟腑或器官出現病變時,對應在手上的相對區域也會出現異常變化,所以我們也可以透過按摩或刺激某些特定區域的方

式，來調節相關部位的身體機能，進而達到預防保健、治病強身的效果。

抑制食欲 →在手背中央有一個直徑約三公分的胸腹區（圖23.5），在手心食指下方至大拇指根部區域，則有胃、脾、大腸區，使用拇指指腹在穴位有節奏地上下垂直按壓，力道適中，並在範圍內輕輕移動，有抑制食欲的效果，刺激時力道稍強，會有微微疼痛的感覺，適合胃口較佳的人，在吃大餐前先按壓這些區域後，可抑制食欲，也能有效減少吃東西的欲望。

控制血脂 →常吃大餐又不運動，容易累積脂肪造成肥胖，同時還會有高血脂症，雙手五指的指腹為血脂反應區，日常控制高血脂時，適時地做些手部按摩，更有助於控制血脂。每天兩分鐘，將雙手五指相對，轉動摩擦指間十圈，接著將右手的手肘平舉，與心臟同高，手心向下，五指分開，以左手的拇指和食指指腹，輕貼右手中指兩側上緣，由指尖往指根推動，可以更有效控制血脂。

促進血液循環 →將雙手手指背側微握拳，在第一指至第五指間，指蹼緣後方赤白肉際處，有四個八邪穴（圖23.5），左右手一共有八個，經常按摩八邪穴，可以促進血液循環、溫暖手腳、活絡體內循環代謝，減少體內毒素形成，甚至有上火症狀時，例如眼睛痛、頭痛、咽喉痛等，也能獲得緩解。

圖23.5 胸腹區、八邪穴、止瀉穴與商陽穴

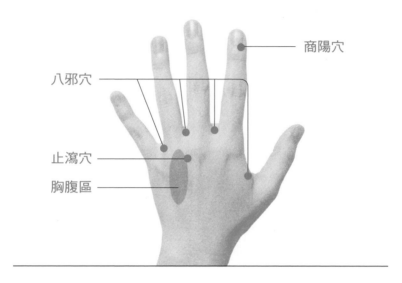

商陽穴

八邪穴

止瀉穴

胸腹區

緩解瀉意 →如果不小心吃壞肚子，突然覺得腹痛如絞，可以試試手背第三、四掌指關節往後一寸處的止瀉穴（圖23.5），往往只需一至兩分鐘，就能解除想上廁所的衝動。

腸胃疼痛 →按壓食指的商陽穴（圖23.5），可以緩解腸胃疼痛、改善便祕和腹瀉的狀況，商陽穴為手陽明大腸經的井穴，位於食指指甲根部，靠近拇指處，按壓時，以右手拇指和食指，輕輕夾住左手食指兩側，再輕輕按揉，可以回復自律神經的正常功能，幫助大腸運作恢復正常。

解決便祕 →如果排便不順時，在手指指背的食指和中指間、食指指跟的地方，會有痠脹感，若是便祕所引起的排便不順，可以按壓食指遠端關節橫紋中點的大腸穴（圖23.6），能夠平衡腸胃蠕動，即使是非常頑固的便祕，也能慢慢改善。

改善痔瘡 →可以試試小指的會陰穴（圖23.6），會陰穴位於小指中關節上，取穴時，可以先將小指彎曲成勾狀，再用另一手的指甲掐住小指中關節、靠無名指處，如有壓到疼痛處即為穴位點，經常按壓會陰穴或以艾草薰蒸，對於改善痔瘡周圍的血液循環頗有幫助。

圖23.6　大腸穴與小指會陰穴

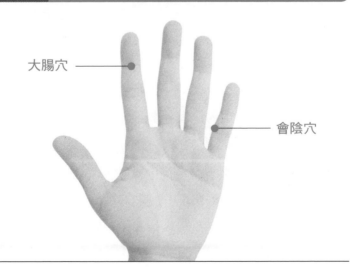

大腸穴

會陰穴

腸胃發炎 →手掌心有一個胃腸穴，位於手心稍下方，勞宮穴（圖23.4，位在手掌心，第2、3掌骨之間偏於第3掌骨的掌中紋處，握拳屈指時當中指端所指處）和大陵穴（圖23.7，腕掌橫紋中點，當掌長肌與橈側腕屈肌腱之間凹陷處）連線的中點，經常按壓胃腸穴，對反覆腸胃發炎的人很有幫助，對壓力或工作引起的便祕，按壓勞宮穴也會有舒緩身心的效果，同時也能促進血清素分泌，進而使情緒恢復穩定，讓身體舒壓，也讓排便變得更輕鬆。

圖23.7 大陵穴和四縫穴

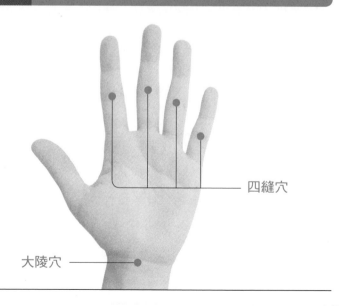

四縫穴

大陵穴

食欲不振 →按壓手指的四縫穴（圖23.7），四縫穴位於手掌的第二、三、四、五指掌面的近側指骨關節橫紋中點，四縫穴的保健作用在於消積導滯，對於營養不良的情況也有所幫助。

水腫 →很多女生到了下午容易出現下半身水腫或是早上起床眼皮、臉部浮腫的現象，水腫除了睡前喝太多水外，靜脈回流受阻如充血性心臟衰竭、膠體滲透壓減少如營養不良、鈉滯留如攝取過多鹽分、淋巴管阻塞如淋巴腺發炎、血管通透性增加如過敏等都是會引起水腫的起因，另外像是過度疲累也會。中醫治療水腫，除了對症治療外，也會針對不同的體質，以溫陽、健脾、宜肺、活血、清熱、通絡等方向著手。

位於食指靠近大拇指側、第二掌指關節前凹處，有手陽明大腸經絡的二間穴（圖23.8），二間穴為大腸經絡的水榮穴，在經絡由手走頭的過程中，負責水分的輸布傳遞，不但能清熱瀉火，臨床上用於降頭面部火氣，改善頭痛、牙痛，對於下肢水腫及氣虛發冷也有幫助。按摩時可以結合指間穴，將右手拇指及食指，輪流按住左手的食指、中指、無名指及小指，由掌心往指尖的方向推按，以單一方向均勻施壓，有助於排除水腫。

圖23.8 二間穴

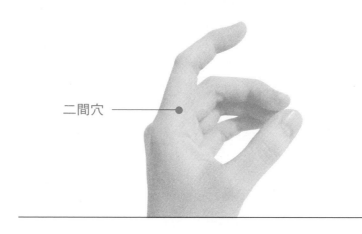

二間穴

改善下半身循環 →指間穴（圖23.9）位於手背食指、中指、小拇指三指之間，取穴時，以另一隻手的拇指掐住每兩根手指間的凹陷處，往關節處按壓，每天按壓5分鐘，就好像在寒冷的冬天裡走上15分鐘的路，能讓自律神經保持在良好狀態，並促進血液循環，當下半身溫暖、腳心自然溫暖，水腫也能順利排出。

緩解噁心想吐 →「內關穴」（圖13.1）位在前臂掌側面，腕橫紋上2寸，掌長肌腱與橈側腕屈肌腱之間，當曲澤與大陵的連線上，也就是腕橫紋上約3指幅之處，以左手大拇指垂直向下按壓右手的「內關穴」，壓5到10秒，連續按

壓20次後，換手操作，可以和胃、降逆止嘔，飯前按壓，可以促進食欲，同時也能寧心、安神，所以睡眠品質不好、心悸心煩、心神不寧的人，也可按壓此穴來安定神經。

圖23.9 指間穴

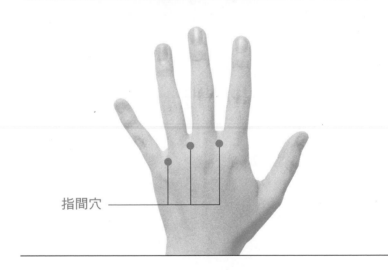

指間穴

拍打腋窩：祛濕、通經、活血

淋巴是人體重要的免疫系統，淋巴循環系統像樹枝一樣遍布全身，由淋巴、淋巴管和淋巴結所組成，負責對抗疾病及感染，一旦身體遭受外來病毒或異物入侵的時候，淋巴結就會群起對抗並吞噬入侵的細菌或病毒。正常人體內約有800到100顆淋巴結，主要分布在頸部鎖骨、腋下及鼠蹊部，正常的淋巴結約在一公分以內，一般情況下觸摸不到，假使淋巴結出現腫大，就表示身體免疫出了異常，如感冒（病毒感染）、自體免疫疾病、淋巴癌等情況，這時候就要交由專業醫生來做判斷。

而淋巴也有回收身體剩餘體液的功用，一旦淋巴堵塞，老舊廢物及多餘的水分排不出去，就會造成水腫、肥胖，科學實驗也證實，如果淋巴結受損，也會導致身體水腫，所以適時輸通淋巴，有助促進新陳代謝及排濕。

腋下淋巴結是人體最大的淋巴結，中醫認為腋下是身體濕氣最容易聚集的地方，「濕邪則百病生」，濕氣重脾胃虛弱、倦怠無力、四肢沉重、大便稀軟、胸悶口臭、食欲不振等，這時候可利用拍打腋下或按摩的方式來幫助身體進行排濕消腫，左手手掌扶住後腦勺，右手呈現內凹狀，以空掌

的方式拍打左邊腋窩，連續拍打 36 下後，換邊操作，每天拍打可幫助氣血循環、通經活血，排出體內廢物，有效除濕。

腋窩是手少陰心經循行之處，《靈樞·經脈》：「心手少陰之脈，起於心中，出屬心系」，如果心經發生病變，會出現咽喉乾、胸痛、心痛、心悸、失眠、神志失常等症，所以常拍打心經，也可以改善心臟的問題，有寬胸寧神、清熱解暑的功效，而在腋窩的頂點有心經的一個重要穴位，稱之為「極泉穴」，極，盡端、深凹處；泉，水泉，指穴位；穴居腋窩之中，故名「極泉穴」，腋下凹窩動脈跳動之處即為該穴，這也是中醫的祛濕要穴，所以經常按揉腋窩，對祛除體內濕氣有極大功效。

按壓小腿肚：幫助血液循環，改善腸胃問題

日本針灸師認為「人體有 70% 的血液會集中在下半身，小腿肚就像一個幫浦，可承接由上方慢慢傳送下來的血液，接著抵抗地心引力，努力將血液送回心臟……可說是人體的第二顆心臟」，而就中醫的觀點來看，小腿肚集結了足太陰脾經、足厥陰肝經及足少陰腎經，外側還有足陽明胃經

循行，如果腿部阻塞不通暢，氣血無法暢行，就會影響到經絡所對應的臟腑，久而久之就會產生病痛或疾病，例如小腿肚如果硬梆梆且容易發燙，表示可能有高血壓的問題；小腿肚如果浮腫、軟綿綿，小心有糖尿病困擾；小腿肚如果容易水腫，表示血液循環不良，小心靜脈曲張或血栓。因此按摩小腿肚可以幫助血液循環，預防病痛產生，同時足太陰脾經與脾胃相連，**多按揉小腿肚，也可以治療胃部的疾病。**

《靈樞·經脈》有云：足太陰脾經脈「是動則病：舌本強，食則嘔，胃脘痛，腹脹善噫，得後與氣，則快然如衰，身體皆重。是主脾所生病者：舌本痛，體不能動搖，食不下，煩心，心下急痛，溏（大便不成形）瘕泄（水瀉），水閉（小便不通），黃疸，不能臥，強立股膝內腫、厥，足大指不能用」，也就是說足太陰脾經脈主治跟「脾」有關的疾病，因此我們在按揉小腿肚時，**如果是想改善腸胃問題，就要按揉小腿內側，也就是足太陰脾經所循行的路線。**

多按壓小腿肚內側有助改善腸胃問題，手腳冰冷、荷爾蒙失調、月經不順等狀況；以同樣的按摩手法按揉小腿內側，則有助改善失眠、焦慮、呼吸困難、心悸、頭痛、腰痛、水腫等問題；按揉小腿肚外側則是對頭痛、肩頸痠痛、耳鳴等症狀有緩解的效果。按摩時：

❶ 左腳伸直，右腳掌靠在左腳的膝蓋旁，右腳平貼在地上。

❷ 兩手大拇指採交疊姿勢，利用身體的重量按壓大拇指，從右腳的腳踝慢慢沿著小腿肚內側，由下往上按壓後，再重覆此動作持續2分鐘後，換邊再做一次，力道維持在有點痛但可以接受的狀態，千萬不要過度用力或強忍疼痛，方向一定要由腳踝的位置往上按，有助血液回流至心臟，避免血栓產生猝死的風險。

甩手功：甩手去濕氣，打通瘀滯氣血

中醫常說「濕重如裹」，形容一個人好像被濕氣給裹住了一樣，當濕邪停滯體內過久，就會阻礙五臟六腑的氣血循環，最後侵犯身體各器官、關節或血管等，所以身體濕氣重的人常常會覺得渾身懶洋洋、四肢腫脹、失眠睡不著、肩頸痠硬、肥胖水腫、大便黏膩、大小便不利、食欲不振等，想要無濕一身輕，利用簡單的甩手功，就可以幫助溫暖臟腑、

祛濕健脾。

甩手功是近幾年很風行的養生法，以氣功為基礎的運動，甩手功顧名思義就是甩手的功夫，不用想太多，只要甩動雙手就可以促進身體氣血循環。首先：

❶ 兩腳打開與肩同寬，將雙手平舉至胸前，掌心朝下。

❷ 接著就像無地心引力一樣，將雙手自然往下掉，之後再回到胸前，重複此動作10分鐘。

一天做2到3次，如果膝蓋不好的人，可以坐著操作，需空腹或飯後30分鐘再練，剛開始練的時候，會覺得手指末梢冷冷的，好像血液循環不良，但同時你會發現身體在發熱，這表示體內的寒氣跟病氣正在排除，不用太過在意，練習的時候速度不可忽快忽慢，保持輕鬆的速度，中醫常說內濕難除，每天持續練習，可以打通瘀滯不通的氣血、排除體內難解濕氣問題，濕氣一除，脾胃功能自然強健，令人困擾的脾胃問題自然跟著慢慢緩解，而且睡前練此功法，還可改善睡眠問題。

三角式：
瑜珈練心也練脾，三角式化痰濕健身心

　　網路上曾做過一項統計，女生最喜歡的前十大運動中，瑜珈名列第三名，除了可雕塑身材、強身之外，在練習瑜珈的過程中，可以放下心中所有雜念、紓解壓力，是許多人選擇練習的原因之一，而瑜珈的部分動作，就中醫來看，其實有助於腸道蠕動、幫助排便。

　　瑜珈跟中醫一樣，強調的就是氣的通暢，而氣要能通暢，前提是氣所運行的經絡必須暢行無阻，因此在做瑜珈的時候，就可以針對比較阻塞的臟腑來做疏通及補強，譬如說想要改善腸胃問題，就可以試試瑜珈的「三角式」這個動作。

　　三角式可以幫助鍛鍊大腿內側的脾經，並且鍛鍊腰腹部的肌肉及活動脾胃等內臟器官，有助改善因脾經失調所引起的胃腸疾病，還可以改善便祕問題，同時常做三角式也可以拉伸肩頸肌肉，舒緩因常時間打電腦所引起的肩頸疼痛。

❶ 兩腳打開寬度超過肩膀。

❷ 右手抓住右腳掌，膝蓋不能彎曲，左手向上方平伸，盡量將兩手呈一直線。

❸ 眼睛看向左手指尖，停留3到5個呼吸。

❹ 換邊重覆此動作，每天反覆此動作來回20次。

24 消化道癌症飲食

　　根據衛福部的最新報告顯示，十大國人癌症發生人數中前三名分別為大腸癌、肺癌、乳癌，其中屬於消化道癌症分別為第一名的大腸癌、第四名的肝癌、第九名的胃癌及第十一名的食道癌，這幾年癌症人數逐年增加，大腸癌更是占據榜首多年，最主要是因為人口老化及生活型態不健康所造成，其中罹患食道癌的患者中，男生的比例遠遠超過女生10到15倍，原因就是有嚼檳榔、抽菸及喝酒習慣的男生多於女生，可以說消化道癌症的最大致癌因子就是吃，也就是俗話說的「病從口入」。

　　1997年世界衛生組織曾經針對全球1,000萬以上的癌症患者做過一項調查，發現三分之一的人都是因為飲食不均衡或不衛生所造成，如果營養均衡，則會減少癌症發生的機會。而中醫也認為「酸傷肝、苦傷心、鹹傷腎、辣傷肺、甘

傷脾」，太酸、太苦、太鹹、太辣、太甜的食物都會阻礙五臟六腑的運行，口味過重或是過度偏食是會讓身體出狀況的。

明代醫書《壽世保元》中提到：「善養生者養內，不善養生者養外，養內者以活臟腑，調順血脈，使一身流行沖和，百病不作。養外者恣口腹之欲，極滋味之美，窮飲食之樂……」，不善養生的人只重口腹之欲，雖然很快樂、形體也很豐腴，但內臟之氣混濁、精神也不好，無法好好生存。

抑制癌症發生，從日常飲食做起

養生該如何吃呢？首先要避開高粱厚味，少吃精緻、肥膩、甜膩的食物；少吃生冷或刺激的食物，如麻辣鍋或冰品等；少吃炭火燒烤的食物；少吃香腸、火腿等加工醃製類食物；少吃重複冷凍的魚、肉類，少吃隔夜菜。

均衡飲食

不均衡的飲食會導致營養不良或慢性病，衛福部建議的均衡飲食包含了全穀類、乳品類、豆魚蛋肉類、疏菜類、水果類及油脂類，全穀類建議大家多攝取未精製過的穀類，

內含的維生素、膳食纖維會精緻穀類來得多;豆魚蛋肉類雖然都是提供蛋白質、維生素B群及鐵質等營養素,但補充順序建議先選黃豆製品,如果沒有豆類再選魚類,依序挑選,肉類是白肉優於紅肉,因為長期攝取紅肉,容易有心血管疾病的風險;油脂類則包含了堅果種子類,因為油脂類的食物含有大量的單元及多元不飽和脂肪酸及微量元素,可以降低體內油脂及壞膽固醇、保持血管暢通,但如果長時間烹調,不飽和脂肪酸變質,就失去它的優點。所以如果大家每天都可以達到建議的食物營養,再遠離會致癌的食物,就有機會遠離罹癌的可能性。

抗氧化飲食

多攝取含有抗氧化的食物,能夠保護細胞不受自由基傷害,降低癌症罹患風險、增強免疫力,其中維他命A、維他命C及維他命E都是天然的抗氧化劑,含有維他命A的食物如紅蘿蔔、深綠色蔬菜、小白菜、南瓜等,可以預防胃癌及食道癌;含有維他命E的食物有堅果類、綠色蔬菜(如菠菜、花椰菜)、芒果等;含維他命C的食物,如芭樂、柑橘類、甜椒、番茄、綠色蔬菜(如青江菜、青蒜)、辣椒、芽類(如豌豆苗)等,除了抗氧化外,還可以阻斷亞硝酸鹽與銨類合成為致癌物亞硝酸銨,預防食道癌或胃癌的發生。

含硒的食物如牡蠣、堅果類、木耳、大蒜、肉類等，研究發現能抑制細胞突變，預防腫瘤，並阻止癌細胞分裂，降低癌症的發生，因為硒會製造「穀胱甘肽過氧化酵素」的物質來幫助人體進行抗氧化，所以含硒的食物也是很好的選擇。

防癌飲食

高纖維食物可幫助腸胃蠕動，防止瘜肉增生，預防大腸癌；而葉酸則可以去除體內的致癌因子，葉酸是維他命B群之一，又名為維他命B9，多存在於綠色蔬菜如菠菜、芥藍菜、豆類、柑橘類水果如柳丁、橘子、動物內臟如牛肝、豬肉、雞蛋中，葉酸可以幫助成長與修復DNA，有研究指出攝取葉酸可減少三成的大腸癌罹患機率，也能降低發生食道癌、胰臟癌的可能。

美國癌症研究所發現，礦物質鋅能有效抑制食道癌的發生，鋅是人體所需的礦物質，能幫助細胞新生、修復傷口、強化免疫功能對抗癌細胞，還能幫助肝臟解毒，除了食道癌外，對預防胃癌、攝護腺癌、淋巴癌都有幫助，食物當中，甲殼類的鋅含量最高，其中以生蠔最高，堅果類、紅肉、動物肝臟、乳製品都有鋅在裡面。

有些藥材也具有抗氧化功效，可增強免疫功能，例

如：丹參、甘草、人參、三七、連子新、枸杞子、肉蓯蓉、五味子、牛黃、黃連、百合、冬蟲夏草、甘草等，其中甘草被美國國家癌症研究所列為抗癌食材，因為甘草能抗發炎、抑制病毒增生、修復受損細胞、抗腫瘤、抗癌，降低胃癌、胰臟癌及內臟發炎引起的癌變風險，還能改善因壓力所分泌的腎上腺素、減輕腎臟負擔。

抑制癌症復發

美國癌症研究所研究發現，有四種營養素能抑止癌症復發：

1. **異硫氰酸鹽**：十字花科如花椰菜、甘藍菜、高麗菜等，內含一種名為「異硫氰酸鹽」的物質，「異硫氰酸鹽」可阻礙腫瘤生長，降低29％的罹癌風險，特別是膀胱癌、肺癌及直腸癌。

2. **類紅蘿蔔素**：紅色蔬果如紅蘿蔔、番茄、紅蕃薯等，含有類紅蘿蔔素及維生素C，可以降低攝護腺癌、乳癌及其他癌症的罹癌風險。

3. **皂角苷**：全穀類及豆類（如藜麥、糙米、燕麥、黃豆或豆類製品）含有皂角苷，皂角苷能促進免疫細胞再生、提高免疫力，中藥裡的人參、桔梗也都含有皂角苷的成分。

4. 三萜類：菌類（如牛樟芝、靈芝）或動物（如深海魚）中，實驗發現三萜類能抑制大腸癌、乳癌、肝癌等癌細胞生長，所以有抗癌的功效，中藥材裡人參、紅棗也含有三萜類成分。

素食飲食

根據癌症基金會的建議，茹素者每天六大類的營養，包含豆蛋類4到6份、奶類1到2杯、水果2份、蔬菜300公克、油脂類2大匙，另外還要再加強維生素D、維生素B12、鐵質如深綠色或暗紅色蔬菜、礦物質鋅如五穀雜糧、南瓜子，以幫助身體修復組織。利用中醫「藥食同源」的理論，多吃紅棗、龍眼也能達到補血的效果，或者將補血的中藥材，如當歸、黨參等，何首烏、杜仲等含鋅，將中藥放入食材中燉補，也能調整體質、補充所缺的營養。

〔 藥膳豆腐 〕

食材

傳統豆腐 … 1 份
枸杞子 … 20 公克
當歸 … 3 片
川芎 … 3 片
南瓜子 … 30 公克
水 … 500 cc

做法

❶ 將當歸、川芎注水後，熬煮成 100 cc 後，去渣留湯汁備用。

❷ 豆腐擦乾後，與南瓜子、枸杞子、中藥汁一同放入果汁機中打勻。

❸ 打勻後的豆腐放入盤中，上面擺放完整顆粒的枸杞子。

❹ 將豆腐放入電鍋中，外鍋放一杯水，等待電鍋跳起後，即完成藥膳豆腐。

功效

傳統豆腐為黃豆製品，黃豆含有大量的皂角苷，可促進細胞再生，當歸補血止痛、枸杞子強筋骨補肝腎、川芎活血行氣止痛、南瓜子含鋅可修復受損組織，研磨後再蒸熟，有助癌友消化及吞嚥。

倘若癌症發生，如何改善化療後遺症？

中醫在治療「癌症惡體質」時，以滋陰固腎、益氣健脾為主，日本鹿兒島大學研究發現「六君子湯」可以改善惡體質的症狀，六君子湯是由人參、甘草、茯苓、白朮、陳皮、半夏、生薑及大棗所組成，主要的功能為益氣健脾、燥濕化痰，對於脾胃虛弱所造成的食欲不振、便溏、噁心嘔吐、胸悶等有其療效，而現代臨床上也發現，六君子湯有增強消化、免疫的作用，故對食不下嚥、營養不均衡所造成的「惡體質」有開胃、促進食欲的功效，有時候化療之後也會有食不下、噁心嘔吐的症狀產生，也可用六君子湯來改善。

飲食調理：改善噁心，健脾開胃

放化療期間，病人會因為藥物而出現噁心嘔吐、腹脹腹痛、食不下嚥、腹瀉、便祕或口腔疼痛、黏膜發炎、口乾等症狀，中醫多採「養陰生津」的方式來進行調理，這時候建議少量多餐、飲食宜清淡，可多吃黃瓜、白菜、白木耳、蓮子、百合、苦瓜、橘子等涼性或具養陰功能的食材，避免生冷、乾硬、辛辣、油膩等食物，芒果、龍眼、羊肉、茴香、韭菜、肉桂等熱性食物也要避免，四神湯對放化療的病

人是非常好的健脾開胃藥膳。

　　治療期間可能會出現氣虛或血虛的問題，如果有貧血，可以用當歸、阿膠來養血，或是吃些五穀粥等半流質食物來補氣養身，以五穀雜糧取代白米飯、麵條等精緻澱粉，也可多吃補氣的食物，如香菇、南瓜、黑木耳等。如果味覺改變了，可以用天然辛香料來提味，但蔥、薑、蒜、辣椒、芫荽等辛香料有可能會造成反胃噁心，所以添加時要注意份量。

(山楂麥芽飲)

食材

炒山楂 … 7.5公克
炒麥芽 … 37.5公克
水 … 600 cc

做法

❶ 山楂與麥芽注水後,以中小火煮30分鐘即可飲用。

❷ 煮好之山楂麥芽飲分多次飲用,如果有噁心、嘔吐、腹痛、腹脹的人,建議在飯前30到60分鐘飲用,有助開胃,有便祕問題的人則可在飯後飲用,有助消化。

功效

山楂性味酸、甘、溫,入脾、胃、肝三經,多用於消積健胃整腸之用,炒山楂則是將生山楂炒過,與生山楂最大的不同在於炒過後的山楂其酸性多數都被去除,酸入肝,酸味食物可養肝,但肝屬木,木克脾,脾屬土,化療病人的腸胃普遍都虛弱,所以選擇炒山楂一樣能健脾消食,但又不用擔心傷害脾胃。麥芽與山楂一樣都屬於消食藥,味甘性平,入脾、胃經,多用於消化不良、食積的症狀,但脾虛的人不適合用生麥芽,而炒麥芽就無此禁忌。

（ 百合參桔湯 ）

食材

百合 … 15公克
西洋參 … 15公克
天花粉 … 15公克
桔梗 … 11公克
阿膠 … 11公克
水 … 600 cc

做法

將所有中藥材加入冷水中，中小火煮滾後，悶一下，去渣即可飲用。

功效

西洋參補氣、阿膠補血、天花粉潤燥生津瀉火、桔梗消腫排膿，而百合性味甘平無毒，入心肺經，有潤肺止咳、安神的功效，但除此之外，臨床上也發現，百合對於手術後或放化療後的不良反應如體虛、無力、口乾、心煩、失眠等都有緩解之效，百合「安心，定膽，益智，養五臟」，同時含有多種生物鹼，能提升白血球的細胞數量，也就能提升免疫力對抗癌細胞。

(沙參玉竹烏雞湯)

食材

沙參 … 30公克
玉竹 … 30公克
烏骨雞 … 1隻
水 … 1000 cc

調味料：
鹽 … 少許

做法

❶ 烏骨雞洗淨、切塊。

❷ 沙參、玉竹與烏骨雞、水全放入鍋中，先開大火煮滾後，改小火熬煮1小時，關火前加鹽調味，即可喝湯吃肉。

功效

本藥膳養陰補血，也可以加入五穀一同熬煮，就是一道美味的沙參玉竹雞粥。沙參性味甘苦、微寒無毒，入肺經，主要功效為養陰清肺、益胃生津及鎮痛；而玉竹也是養陰藥，性甘溫微寒、無毒，入肺、胃二經，比沙參多了補中益氣的功用，而且玉竹還含有多醣及維生素A，能增強抵抗力對抗疾病；而烏骨雞與一般肉雞的營養成分相差不大，但中醫認為烏骨雞性味甘平，有溫中補脾、益氣養血之效，《本草經疏》：「烏骨雞補血益陰，則虛勞羸弱可除，陰回熱去，則津液自生，渴自止矣，陰平陽秘，表裡固密，邪惡之氣不得入」，所以多吃烏骨雞可以增強免疫力、防邪氣入侵。

穴位按摩：舒緩疼痛與疲勞

因為化療或癌細胞轉移、腫瘤壓迫所產生的疼痛、或是因久躺不動所產生的全身痠痛，可以按壓以下幾個穴位來緩解，首先是「合谷穴」（圖14.1），位在手背第1到2掌骨間，第2掌骨橈側的中點處，也就是拇指與食指交會處，按揉此穴除了可以和胃通腸外，對於各種痛症，如頭痛、脊椎僵硬、手痛、心痛、牙痛、眼睛痛、腹痛等都有療效，按壓時，右手手指朝外，手心朝下，以左手按壓右手「合谷穴」3到5秒，按壓10到15下後換手操作，按壓時必須感覺到有痠脹感才算。

「委中穴」（圖24.1）是中醫做為治療腰背痛的要穴，位在膝彎膕橫紋中點，也就是膝關節後窩的中點，有舒筋通絡、散瘀活血的功效，因此按壓此穴可幫助疏通堵塞的氣血或經絡，對於舒緩腰痠背痛也有效。

按壓時採坐姿，用兩手拇指同時按壓此穴10到20次，力道要感覺到有痠痛感，之後換腳再做一次，每天按摩除了改善疼痛、舒筋外，也能舒緩嘔吐腹瀉的症狀。

圖24.1 委中穴

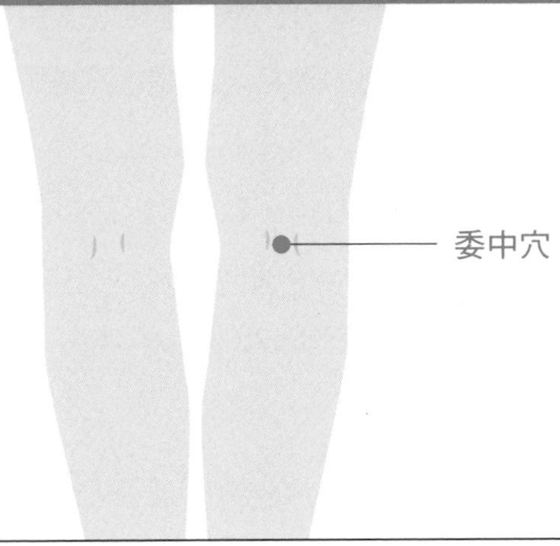

委中穴

「大椎穴」位在頸椎正中線上，第7頸椎棘突下凹陷中，也就是當我們脖子往下彎曲時，頸後突起的椎骨下凹處，按揉此處有助改善肩頸痠痛、頭痛。而「大椎穴」又被稱為「百勞穴」，意思是指該穴能補虛治勞，中醫有所謂的五勞七傷，五勞分別為「久視傷血、久臥傷氣、久坐傷肉、久立傷骨、久行傷筋」，七傷為「大飽傷脾、怒氣傷肝、強力舉重或久坐溼地傷腎、寒飲傷肺、憂愁傷心、風雨寒暑傷形、恐懼不節傷志」，按揉「大椎穴」治療因勞損傷身的病症，能改善放化療所帶來的疲勞。

　　在中醫的理論中，「大椎穴」是人體陽氣最集中的地方，又被稱為陽中之陽，當陽氣不足，人就容易生病，《黃帝內經・素問》說：「陽者，衛外而為固也」，當陽氣充足，身體就有足夠能力可抵抗癌細胞。按揉時，以食指指間垂直按壓，逐漸用力按，按30秒後，再沿著穴位以順時針的方向按揉30圈後，再逆時針按揉30圈，力道要由輕到重，每天一次，就能起到提振陽氣的作用，還能止痛、消除疲勞。

國家圖書館出版品預行編目（CIP）資料

人氣醫師彭溫雅的養胃護腸祕方／彭溫雅著.
-- 初版. -- 臺北市：商周出版：英屬蓋曼群島商家庭
傳媒股份有限公司城邦分公司發行, 民111.06
　　　面；14.8×21公分—
ISBN 978-626-318-267-7（平裝）

1. CST: 胃腸疾病　2. CST: 保健常識
3. CST: 中西醫整合

413.343　　　　　　　　　　　　111005335

商周其他系列　BO0341

人氣醫師彭溫雅的養胃護腸祕方

作　　　　者／彭溫雅
企 劃 編 輯／黃鈺雯
版　　　　權／吳亭儀、林易萱、江欣瑜
行 銷 業 務／周佑潔、林秀津、黃崇華、賴正祐

總　編　輯／陳美靜
總　經　理／彭之琬
事業群總經理／黃淑貞
發　行　人／何飛鵬
法 律 顧 問／台英國際商務法律事務所
出　　　　版／商周出版
　　　　　　　台北市中山區民生東路二段141號9樓
　　　　　　　電話：（02）2500-7008　　傳真：（02）2500-7759
　　　　　　　E-mail：bwp.service@cite.com.tw
發　　　　行／英屬蓋曼群島商家庭傳媒股份有限公司　城邦分公司
　　　　　　　台北市中山區民生東路二段141號2樓
　　　　　　　電話：（02）2500-0888　　傳真：（02）2500-1938
　　　　　　　讀者服務專線：0800-020-299　　24小時傳真服務：（02）2517-0999
　　　　　　　讀者服務信箱：service@readingclub.com.tw
　　　　　　　劃撥帳號：19833503
　　　　　　　戶名：英屬蓋曼群島商家庭傳媒股份有限公司　城邦分公司
香 港 發 行 所／城邦（香港）出版集團有限公司
　　　　　　　香港灣仔駱克道193號東超商業中心1樓
　　　　　　　電話：（852）2508-6231　　傳真：（852）2578-9337
　　　　　　　E-mail：hkcite@biznetvigator.com
馬 新 發 行 所／城邦（馬新）出版集團
　　　　　　　Cite（M）SdnBhd
　　　　　　　41, Jalan Radin Anum, Bandar Baru Sri Petaling,
　　　　　　　57000 Kuala Lumpur, Malaysia.
　　　　　　　電話：（603）9057-8822　　傳真：（603）9057-6622
　　　　　　　E-mail：cite@cite.com.my

封 面 設 計／比比司設計工作室
內文設計排版／黃淑華
印　　　　刷／鴻霖印刷傳媒股份有限公司
總　經　銷／聯合發行股份有限公司
　　　　　　　電話：（02）2917-8022　　傳真：（02）2911-0053
　　　　　　　地址：新北市231新店區寶橋路235巷6弄6號2樓

■2022 年（民111）6 月初版　　　　　　　　Printed in Taiwan
ISBN 978-626-318-267-7（紙本）　　　　　城邦讀書花園
ISBN 978-626-318-268-4（EPUB）　　　　　www.cite.com.tw

ALL RIGHTS RESERVED　　　　　　　定價／360元（紙本）250元（EPUB）
版權所有‧翻印必究

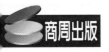

請沿虛線對摺，謝謝！

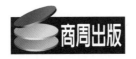

書號：BO0341	書名：人氣醫師彭溫雅的養胃護腸祕方

請於此處用膠水黏貼

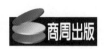 商周出版

讀者回函卡

感謝您購買我們出版的書籍！請費心填寫此回函卡，我們將不定期寄上城邦集團最新的出版訊息。

不定期好禮相贈！
立即加入：商周出版
Facebook 粉絲團

姓名：＿＿＿＿＿＿＿＿＿＿＿＿＿＿＿ 性別：□男 □女

生日：西元＿＿＿＿年＿＿＿月＿＿＿日

地址：＿＿＿＿＿＿＿＿＿＿＿＿＿＿＿

聯絡電話：＿＿＿＿＿＿＿ 傳真：＿＿＿＿＿＿

E-mail：

學歷：□ 1. 小學 □ 2. 國中 □ 3. 高中 □ 4. 大學 □ 5. 研究所以上

職業：□ 1. 學生 □ 2. 軍公教 □ 3. 服務 □ 4. 金融 □ 5. 製造 □ 6. 資訊

□ 7. 傳播 □ 8. 自由業 □ 9. 農漁牧 □ 10. 家管 □ 11. 退休

□ 12. 其他＿＿＿＿＿

您從何種方式得知本書消息？

□ 1. 書店 □ 2. 網路 □ 3. 報紙 □ 4. 雜誌 □ 5. 廣播 □ 6. 電視

□ 7. 親友推薦 □ 8. 其他＿＿＿＿

您通常以何種方式購書？

□ 1. 書店 □ 2. 網路 □ 3. 傳真訂購 □ 4. 郵局劃撥 □ 5. 其他＿＿＿

您喜歡閱讀那些類別的書籍？

□ 1. 財經商業 □ 2. 自然科學 □ 3. 歷史 □ 4. 法律 □ 5. 文學

□ 6. 休閒旅遊 □ 7. 小說 □ 8. 人物傳記 □ 9. 生活、勵志 □ 10. 其他

對我們的建議：＿＿＿＿＿＿＿＿＿＿＿＿

＿＿＿＿＿＿＿＿＿＿＿＿＿＿＿＿＿

＿＿＿＿＿＿＿＿＿＿＿＿＿＿＿＿＿

請於此處用膠水黏貼